轻松学中医系列

# 中药功效主治

## 速查速记

总主编/刘应科

主　编/胡志强

副主编/洪燕龙　沈　岚　林　晓

编　委/朱天懿　乐燕卿　汤靓琦

　　　　高雨馨　夏　晴　张　彦

　　　　张　寒　王优杰　吴　飞

　　　　赵立杰　杜若飞　鲜洁晨

　　　　李　哲　明良山　何学志

　　　　陈佳靓　郑　晓　张　梦

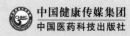

中国健康传媒集团

中国医药科技出版社

# 内 容 提 要

本书为中药功效主治的汇编整理，不仅可供读者随身记诵和快速检阅，同时在指导中医理论学习与临床实践方面也有独特优势：一是内容高度整合，精选教材《中药学》中的常用中药，涵盖功效、主治等多方面内容，满足读者的实际需求；二是采用多种记忆方法和手绘漫画的形式，旨在帮助读者深入理解并掌握其内容。本书便携实用，适合中医药从业人员和中医药爱好者参阅使用。

## 图书在版编目（CIP）数据

中药功效主治速查速记/胡志强主编．－－北京：中国医药科技出版社，2025.1． －－ ISBN 978-7-5214 -5000-2

Ⅰ. R285

中国国家版本馆 CIP 数据核字第 2025V6G805 号

**美术编辑** 陈君杞

**版式设计** 友全图文

出版　**中国健康传媒集团** │ 中国医药科技出版社
地址　北京市海淀区文慧园北路甲 22 号
邮编　100082
电话　发行：010-62227427　邮购：010-62236938
网址　www.cmstp.com
规格　880×1230 mm $^{1}/_{64}$
印张　5 $^{1}/_{2}$
字数　175 千字
版次　2025 年 1 月第 1 版
印次　2025 年 1 月第 1 次印刷
印刷　河北环京美印刷有限公司
经销　全国各地新华书店
书号　ISBN 978-7-5214-5000-2
定价　**22.80** 元

获取新书信息、投稿、为图书纠错，请扫码联系我们。

# 前言

　　传承和创新是发展中医的不二法宝，传承离不开背诵经典和长期的临床实践总结。为积极响应国家关于促进中医药传承创新发展的号召，我们特此编纂轻松学中医系列图书，本系列包括中医经典条文、中医歌诀歌赋、中医心法要诀、中药功效主治速查速记。旨在为中医从业人员和中医爱好者提供一个便捷、实用的中医重点经典速查工具，助力中医药知识的传承与创新。

　　《中药功效主治速查速记》所选药物以《中药学》（"十四五"规划教材）为蓝本，内容详实，确保针对性和实用性，本书编写特色如下：①在内容选择上：总体按教材顺序排列，同时结合了中医执业（助理）医师考试等多项考试，对于常用中药进行了横向与纵向的总结概括，便于考生进行深层次的复习记忆。②在行文编排上：编写过程中秉持

"没有最优的记忆方法，只有更优的记忆方法"的理念，精心设计了一系列"量体裁衣"式的记忆方法，综合运用"一字记忆法""谐音记忆法""漫画示意法"等多种方法，旨在创建一套"因药而异"的记忆体系，让记忆更有趣、更有效。③在形式创新上：本书引入了手绘漫画的形式，为读者提供了一种全新的学习体验。手绘漫画以其生动形象、直观有趣的特点，让抽象的中药功效主治变得鲜活起来。

本系列图书采用小巧便携的设计，无论是中医专业学生备考，还是临床医师查阅，都能轻松应对。希望通过本系列图书，能够帮助广大中医药从业人员和中医药爱好者更好地学习和掌握中医药理论知识，提升中医临床实践能力，同时也期待广大读者在使用过程中提出宝贵意见和建议，以便我们不断完善和改进。

# 目 录

## 第一章　解表药

# 第二章　清热药

◎ 中药功效主治 速查速记

○ 中药功效主治

速查速记

# 第三章　泻下药

# 第四章　祛风湿药

# 第五章　化湿药

# 第六章　利水渗湿药

# 第七章　温里药

# 第八章　理气药

## 第九章　消食药

## 第十章　驱虫药

# 第十一章　止血药

# 第十二章　活血化瘀药

# 第十三章　化痰止咳平喘药

# 第十四章　安神药

# 第十六章　开窍药

# 第十七章　补虚药

中药功效主治

速查速记

# 第十八章　收涩药

# 第十九章　涌吐药

# 第二十章　攻毒杀虫止痒药

# 第二十一章　拔毒化腐生肌药

# 第一章　解表药

## 第一节　发散风寒药

### 第一组：发汗解表（肌）

#### 麻黄

【功效】发汗解表，宣肺平喘，利水消肿。

【主治】1. 风寒感冒。

2. 胸闷喘咳。

3. 风水浮肿。

**联想记忆**

　　宣麻黄（一字记忆法，宣麻黄突出了麻黄宣肺平喘的功效）、麻黄以草质茎为入药部位（茎中空形似导管可利水消肿）。

## 香薷

【功效】发汗解表，化湿和中，利水消肿。

【主治】1. 外感风寒，内伤暑湿，恶寒发热，头痛
无汗，腹痛吐泻。

2. 水肿，小便不利，脚气浮肿。

**联想记忆**

> 香薷又称为"夏月麻黄"，与麻黄均具有
发汗解表，利水消肿的功效，夏月为暑季，暑
多夹湿，故为湿香薷（一字记忆法，湿香薷突
出了香薷化湿和中的功效）。

## 桂枝

【功效】发汗解肌，温通经脉，助阳化气，平冲
降逆。

【主治】1. 风寒感冒。

2. 脘腹冷痛、经闭痛经、关节痹痛等寒凝
血滞诸痛证。

3. 痰饮，水肿。

4. 心悸，奔豚。

### 联想记忆

温桂枝，好女人，助阳气（桂枝常出现在女性名字中，温桂枝亦为一字记忆法，突出桂枝温通经脉的作用，成功的男人背后常有一位"桂枝"作为贤内助，助阳气指助阳化气）。

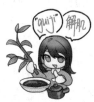

桂枝主产于广东、广西，在粤语中桂枝的发音多为 guiji（桂枝可以解肌）。

## 第二组：解鱼蟹毒

### 紫苏叶

【功效】解表散寒，行气宽中，解鱼蟹毒。

【主治】1.风寒感冒，咳嗽呕恶。

2.脾胃气滞，妊娠呕吐。

3.鱼蟹中毒。

　　宽紫苏（一字记忆法，宽紫苏突出了紫苏行气宽中的功效）。

　　紫苏的谐音为"子舒"（肚子舒服，没有气谛—行气宽中；孩子舒服—安胎）。

　　吃三文鱼等海鲜时常配以紫苏叶共同食用，可解鱼蟹毒。

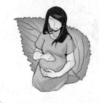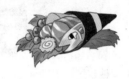

## 生姜

【功效】解表散寒，温中止呕，温肺止咳，解鱼蟹毒。

【主治】1. 风寒感冒。

　　　　2. 脾胃寒证。

　　　　3. 胃寒呕吐。

　　　　4. 寒痰咳嗽。

　　　　5. 鱼蟹中毒。

生姜二温二止（温中止呕，温肺止咳）。

日常烹饪鱼蟹时常放生姜作为佐料，可解鱼蟹毒。

OK生姜（一字记忆法，OK中O代指止呕，K代指止咳）。

## 第三组：风寒、风热皆宜

### 荆芥

【功效】解表散风，透疹，消疮；炒炭收敛止血。

【主治】1. 感冒，头痛。

2. 麻疹不透，风疹瘙痒。

3. 疮疡初起。

4. 出血。

荆芥，谐音为"荆棘"，荆棘刺到了皮肤病上的风疹（透疹、消疮），出血了（收敛止血）。

## 防风

【功效】祛风解表，胜湿止痛，止痉。

【主治】1.感冒，头痛。

2.风湿痹痛。

3.风疹瘙痒。

4.破伤风。

**联想记忆**

防风＝防御一切风邪＝治风通用药（外风—祛风解表、内风—止痉、风湿—胜湿止痛）。

### 第四组：祛风除湿止痛

## 羌活

【功效】解表散寒，祛风除湿，止痛。

【主治】1.风寒感冒，头痛项强。

2.风寒湿痹，肩背酸痛。

**联想记忆**

由羌活的"活"字联想到腿脚灵活，没有风湿痹痛（祛风除湿止痛）。

羌活主上，治太阳经头痛［羌（qiang）、上（shang）、阳（yang）拼音相似都含 ang］。

# 藁本

【功效】祛风散寒，除湿止痛。

【主治】1. 风寒感冒，巅顶疼痛。

2. 风寒湿痹。

**联想记忆**

高（藁本）强寒风（祛风散寒）风湿痛（除湿止痛）。

人体最高的地方就是巅顶（善治巅顶疼痛）。

## 第五组：通鼻窍

通窍四药：苍耳子、细辛、辛夷、白芷。

**联想记忆**

儿子不开窍，辛辛苦苦白干一场（儿指的是苍耳子，开窍对应通窍，辛辛分别指的是辛夷、细辛，白指的是白芷）。

# 白芷

【功效】解表散寒，祛风止痛，宣通鼻窍，燥湿止带，消肿排脓。

【主治】1.风寒感冒。

2.头痛，眉棱骨痛，牙痛，风湿痹痛。

3.鼻衄，鼻渊，鼻塞流涕。

4.带下。

5.疮疡肿痛。

**联想记忆**

白芷二字颠倒过来为芷白＝止白带＝燥湿止带。

白芷药材的外皮上带有皮孔样横向突起，俗称为"疙瘩丁"，由"疙瘩丁"联想到人皮肤的疙瘩，需要消肿排脓。

白三止→止痛、止带（无湿不成带）、止（排）脓。

## 细辛

【功效】解表散寒，祛风止痛，通窍，温肺化饮。

【主治】1.风寒感冒。

2.头痛，牙痛，风湿痹痛。

3.鼻鼽，鼻渊，鼻塞流涕。

4.寒痰停饮，气逆咳喘。

**联想记忆**

辛能散—解表散寒，祛风。

辛能行—入鼻窍、牙、头（通窍止痛）。

辛温—入肺（温肺化饮）。

 细辛

好辣！好辣！

## 苍耳子

【功效】散风寒，通鼻窍，祛风湿，止痛。

【主治】1.风寒感冒，头痛鼻塞。

2.鼻渊，鼻鼽，鼻塞流涕。

3.风疹瘙痒。

4.湿痹拘挛。

**联想记忆**

苍耳风湿痛（指苍耳子具有祛风湿，止痛的功效）。

具有祛风胜（除）湿，止痛功效的中药：独活、苍耳子、藁本、防风、羌活。

## 辛夷

【功效】散风寒，通鼻窍。

【主治】1.风寒感冒，头痛鼻塞。

2.鼻渊，鼻衄，鼻塞流涕。

**联想记忆**

苍夷风寒鼻（苍耳子和辛夷的共同功效为：散风寒，通鼻窍）。

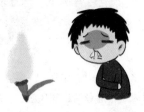

## 第六组：其他类

## 葱白

【功效】发汗解表，散寒通阳，外敷散结通络下乳，解疮毒。

【主治】1.风寒感冒。

2.阴盛格阳。

白（葱白）通（散寒通阳）喊（发汗解表）乳（外敷散结通络下乳）母解毒（解疮毒）。

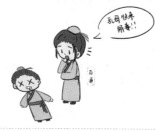

## 胡荽

【功效】发表透疹，开胃消食。

【主治】1. 麻疹不透。

2. 饮食不消，纳食不佳。

胡荽为伞形科植物芫荽的全草，芫荽即香菜，可作为调味品，增加"香菜爱好者"的食欲，即胡荽开胃消食的功效。

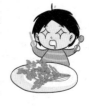

香菜葱白煮水可治疗风寒感冒，即胡荽发表透疹的功效。

## 西河柳

【功效】发表透疹，祛风除湿。

【主治】1.麻疹不透，风疹瘙痒。

2.风湿痹痛。

**联想记忆**

　　柳枝发芽（发表透疹）随风飘扬（祛风除湿）。

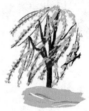

# 第二节　发散风热药

### 第一组：利咽透疹

## 薄荷

【功效】疏散风热，清利头目，利咽，透疹，疏肝行气。

【主治】1. 风热感冒，温病初起。

2. 风热上攻，头痛眩晕，目赤多泪，喉痹，
咽喉肿痛，口舌生疮。

3. 麻疹不透，风疹瘙痒。

4. 肝郁气滞，胸胁胀闷。

**联想记忆**

　　由薄荷联想到风油精，风油精涂太阳穴能
够起到提神醒脑、缓解晕车症状的作用，可推
知薄荷具有清利头目的作用。

　　不喝水咽真干（不喝—薄荷、咽—利咽、
真—透疹、干—疏肝）。

## 牛蒡子

【功效】疏散风热，宣肺祛痰，利咽透疹，解毒
消肿。

【主治】1. 风热感冒，温病初起，咳嗽痰多。

2. 麻疹不透，风疹瘙痒。

3. 痈肿疮毒，丹毒，痄腮，咽喉肿痛。

真烟中毒，牛叔祛痰（真—透疹、烟—利咽、中—消肿、毒—解毒、叔—疏散风热）。

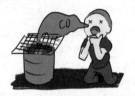

## 蝉蜕

【功效】疏散风热，利咽开音，透疹，明目退翳，息风止痉。

【主治】1. 风热感冒，温病初起，咽痛音哑。

　　　2. 麻疹不透，风疹瘙痒。

　　　3. 目赤翳障。

　　　4. 惊风抽搐，破伤风。

**联想记忆**

蝉蜕内外透明（内—即针对内风—息风止痉、外—即针对外风—疏散风热、透—透疹、明—明目退翳）。

蝉鸣叫声音大，可推知利咽开音的功效。

共性规律小结："以皮治皮"（蝉蜕为蝉科昆虫黑蚱若虫羽化时脱落的皮壳，可以治疗麻疹不透等皮肤疾患）、"虫类搜风"（虫类药材多能息风止痉，用于治疗惊风抽搐等症）。

## 第二组：平抑肝阳，清肝明目

### 桑叶

【功效】疏散风热，清肺润燥，平抑肝阳，清肝明目，凉血止血。

【主治】1. 风热感冒，温病初起。

2. 肺热咳嗽，燥热咳嗽。

3. 肝阳上亢，头晕目眩。

4. 目赤肿痛，目暗昏花。

**联想记忆**

桑叶风干两只肺（风—疏散风热、干—平抑肝阳，清肝明目、两只—凉血止血、肺—清肺润燥）。

# 菊花

【功效】疏散风热，平抑肝阳，清肝明目，清热解毒。

【主治】1.风热感冒，温病初起。

2.肝阳上亢，头痛眩晕。

3.目赤肿痛，眼目昏花。

4.疮痈肿毒。

**联想记忆**

菊花风干解热毒（风—疏散风热，干—平抑肝阳、清肝明目，解热毒—清热解毒）。

## 第三组：升阳组合

升阳：柴胡、葛根、升麻、黄芪。

**联想记忆**

柴葛升旗（柴—柴胡、葛—葛根、升—升麻/升阳、旗—黄芪）。

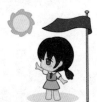

# 柴胡

【功效】疏散退热，疏肝解郁，升举阳气。

【主治】1.感冒发热，寒热往来。

2.肝郁气滞，胸胁胀痛，月经不调。

3.气虚下陷，胃下垂，肾下垂，子宫脱垂，久泻脱肛。

**联想记忆**

由柴胡联想到小柴胡汤，小柴胡汤主治伤寒少阳证，可推知柴胡具有疏散退热的作用。

柴胡的谐音为"才胡"，联想打麻将胡牌了，很开心不郁闷，可推知柴胡具有疏肝解郁的作用。

# 升麻

【功效】发表透疹，清热解毒，升举阳气。

【主治】1.风热感冒，发热头痛。

2.麻疹不透。

3.齿痛，口疮，咽喉肿痛，阳毒发斑。

4.气虚下陷，胃下垂，久泻脱肛，子宫脱垂，肾下垂，崩漏下血。

升→升举阳气，麻→麻疹→发表透疹。

升麻别称"鬼脸升麻"，远看像鬼脸。想象中毒的时候，脸部毒发，所以像鬼脸，中毒了→清热解毒。

# 葛根

【功效】解肌退热，生津止渴，透疹，升阳止泻，通经活络，解酒毒。

【主治】1. 外感发热头痛，项背强痛。

2. 热病口渴，消渴。

3. 麻疹不透。

4. 热泻热痢，脾虚泄泻。

5. 中风偏瘫，胸痹心痛，眩晕头痛。

6. 酒毒伤中。

葛根与桂枝均具有解肌的功效。

歌声通透（歌—葛根、声—升阳、通—通经活络、透—透疹）。

葛根具有降血糖、降血脂等作用，可用于治疗消渴证属阴津不足者，可推知葛根具有生津止渴的作用。

葛花醒酒汤主治饮酒过度，可推知葛根具有解酒毒的作用。

## 第四组：其他类

### 蔓荆子

【功效】疏散风热，清利头目，祛风止痛。

【主治】1. 风热感冒头痛。

2. 目赤多泪，目暗不明，齿龈肿痛。

3. 头晕目眩。

**联想记忆**

对着镜子（蔓荆子）梳头（疏散风热、清利头目）去痛（祛风止痛）。

### 淡豆豉

【功效】解表，除烦，宣发郁热。

【主治】1. 感冒，寒热头痛。

2. 热病烦躁胸闷，虚烦不眠。

**联想记忆**

热天（宣发郁热）真让人烦（解表，除烦），吃点淡豆豉。

## 浮萍

【功效】宣散风热，透疹止痒，利尿消肿。

【主治】1. 风热感冒。

2. 麻疹不透。

3. 风疹瘙痒。

4. 水肿尿少。

**联想记忆**

　　宣麻黄，湿香薷，痒浮萍，皆利水［麻黄、香薷、浮萍功效相近，宣麻黄突出麻黄宣肺平喘的功效，湿香薷突出香薷化湿和中的功效，痒浮萍突出浮萍透疹止痒的功效，三药均可利水（尿）消肿］。

　　共性规律："以水利水"，即水生药材多能利水或利尿，如芦根、蒲黄、昆布、海藻、海浮石等。

## 木贼

【功效】疏散风热，明目退翳，止血。

【主治】1. 风热目赤，迎风流泪，目生云翳。

2. 出血证。

## 谷精草

【功效】疏散风热，明目退翳。

【主治】1.风热目赤，肿痛羞明，目生翳膜。

2.风热头痛。

由谷精草药名中的"谷"联想到晒稻谷多在夏天，夏天温度高，多为热风，可推知谷精草具有疏散风热的作用。

精=眼睛=明目退翳。

# 第二章 清热药

## 第一节 清热泻火药

### 第一组：清气分实热

#### 石膏

【功效】生用：清热泻火，除烦止渴；

　　　　煅用：收湿，生肌，敛疮，止血。

【主治】1. 外感热病，高热烦渴。

　　　　2. 肺热喘咳。

　　　　3. 胃火亢盛，头痛牙痛，内热消渴。

　　　　4. 溃疡不敛，湿疹瘙痒，水火烫伤，外伤出血。

**联想记忆**

　　生石膏呈类白色、灰白色或淡黄色，有的半透明，形似冰块。火热的夏天，又烦又渴的时候喜欢喝水加冰块（火热—清热泻火，又烦又渴—除烦止渴）。

煅石膏为白色的粉末或酥松块状物，粉末可以吸水、敛疮、止血（煅石膏具有收湿，敛疮，止血的功效），此外骨折常打石膏，可推知煅石膏具有生肌的作用。

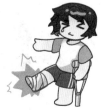

## 知母

【功效】清热泻火，滋阴润燥。

【主治】1.外感热病，高热烦渴。

2.肺热咳嗽，阴虚燥咳。

3.骨蒸潮热。

4.内热消渴。

5.阴虚肠燥便秘。

　　知母 = 知性的母亲 = 恩威并施的母亲，恩 = 母亲温柔似水的一面 = 滋阴润燥，威 = 母亲正颜厉色的一面 = 清热泻火。

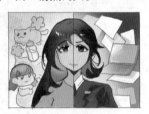

## 天花粉

【功效】清热泻火，生津止渴，消肿排脓。

【主治】1. 热病烦渴。

　　　　2. 肺热燥咳。

　　　　3. 内热消渴。

　　　　4. 疮疡肿毒。

**联想记忆**

　　由"天花"可联想到天上飘落的雪花，雪花寒凉滋润，可清热泻火，生津止渴。

　　由"天花"还可联想到天花病，天花病患者满身大脓包，需消肿排脓。

# 寒水石

【功效】清热泻火。

【主治】1. 热病烦渴，癫狂。

2. 口舌生疮，热毒疮肿，丹毒，烧烫伤。

## 第二组：清肝明目

# 夏枯草

【功效】清肝泻火，明目，散结消肿。

【主治】1. 目赤肿痛，目珠夜痛，头痛眩晕。

2. 瘿瘤，瘰疬。

3. 乳痈，乳癖，乳房胀痛。

**联想记忆**

清明吓哭小姐姐（清明—清肝明目，吓哭—夏枯草，小姐姐—消肿散结）。

# 决明子

【功效】清热明目，润肠通便。

【主治】1. 目赤涩痛，羞明多泪，目暗不明。

2. 头痛眩晕。

3. 肠燥便秘。

决明＝决定眼睛明亮＝清热明目。

共性规律小结："以子明目""以子润肠"（多数种子类中药富含油脂，可以润肠通便）。

## 第三组：除烦，利尿（湿）

### 栀子

【功效】泻火除烦，清热利湿，凉血解毒；外用消肿止痛。

【主治】1. 热病烦闷。

2. 湿热黄疸。

3. 淋证涩痛。

4. 血热吐衄。

5. 目赤肿痛。

6. 热毒疮疡。

7. 扭挫伤痛。

侄子卸货直通厨房，请你谅解（侄子——栀子，卸货——泻火，直通——止痛，厨房——除烦，请你——清利，谅解——凉解）。

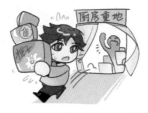

## 竹叶

【功效】清热泻火，除烦，生津，利尿。

【主治】1.热病烦渴。

　　　　2.口舌生疮，小便短赤涩痛。

**联想记忆**

由竹叶联想到竹林，竹林郁郁苍苍，万籁无声，非常静谧，身处竹林之中可以让人忘却烦恼与心中之火，可推知竹叶具有除烦，清热泻火的功效。

竹叶可以泡茶，喝了竹叶茶水后便不渴了，故竹叶可以生津；但喝多了小便也就多了，故竹叶也具有利尿之功效。

## 淡竹叶

【功效】清热泻火，除烦止渴，利尿通淋。

【主治】1.热病烦渴。

2.口舌生疮，小便短赤涩痛。

**联想记忆**

淡竹叶与竹叶功效相似，缺少生津的功效。可从药名中的"淡"字入手进行分析，味道淡，所以寡淡无味不能生津，故淡竹叶无生津功效。

## 芦根

【功效】清热泻火，生津止渴，除烦，止呕，利尿。

【主治】1. 热病烦渴。

2. 肺热咳嗽，肺痈吐脓。

3. 胃热呕哕。

4. 热淋涩痛。

**联想记忆**

共性规律小结："见根则热"（芦根为禾本科植物芦苇的新鲜或干燥根茎，芦根、天花粉、白茅根等药材多以根或根茎为入药部位，均具有清热的作用，故可推知芦根具有清热泻火的功效）。

芦根生长在水边，富含丰富的水分，在野外口渴时可以采集芦根咀嚼吸收植物的水分，故可推知芦根具有生津止渴的功效。

由芦根联想到芦苇荡，芦苇荡与竹林的环境特征一致，身处芦苇荡之中可以让人忘却烦恼，可推知芦根具有除烦的功效。

芦根为根茎，其药材外观形似食管可以止呕，形似导尿管可以利尿。

# 第四组：明目退翳

## 密蒙花

【功效】清热泻火，养肝明目，退翳。

【主治】1. 目赤肿痛，羞明多泪，目生翳膜。

2. 肝虚目暗，视物昏花。

**联想记忆**

> 密蒙花是养肝名医（将密蒙花视为一位医生的姓名，养肝名医—养肝明目，退翳）。

## 青葙子

【功效】清肝泻火，明目退翳。

【主治】1. 肝热目赤，目生翳膜，视物昏花。

2. 肝火眩晕。

**联想记忆**

> 共性规律小结：色青入肝经（五色与五脏具有对应关系，青色入肝经，故青葙子具有清肝泻火的功效）。
>
> 箱子里都是名医的干货（箱子—青葙子，干货—肝火，名医—明目退翳）。

## 第五组：其他类

### 鸭跖草

【功效】清热泻火，解毒，利水消肿。

【主治】1.热病烦渴，风热感冒。

2.咽喉肿痛，痈肿疔毒。

3.水肿尿少，热淋涩痛。

**联想记忆**

> 　　共性规律小结：草多具有清热解毒的作用。
> 　　由鸭跖草药名中的"鸭"联想到"春江水暖鸭先知"，小鸭子常在水中嬉戏，故可推知鸭跖草具有利水消肿的功效。

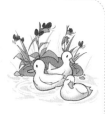

# 第二节　清热燥湿药

## 第一组：芩连柏

### 黄芩

【功效】清热燥湿，泻火解毒，止血，安胎。

【主治】1.湿温暑湿、胸闷呕恶，湿热痞满、泻痢、黄疸。

2. 肺热咳嗽、高热烦渴。

3. 痈肿疮毒。

4. 血热出血

5. 胎热胎动不安。

**联想记忆**

枯上，胎炒，子下［枯芩（片芩）善清上焦肺火，子芩（条芩）善清大肠之火，炒用安胎］。

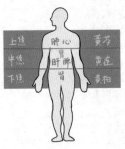

◎

中药功效主治

速查速记

## 黄连

【功效】清热燥湿，泻火解毒。

【主治】1. 湿热痞满，呕吐，泻痢。

2. 高热神昏，心火亢盛，心烦不寐，心悸不宁。

3. 血热吐衄。

4. 胃热呕吐吞酸、消渴、胃火牙痛。

5. 痈肿疔疮，目赤肿痛，口舌生疮。

6. 湿疹湿疮，耳道流脓。

**联想记忆**

　　湿热火毒用黄连，黄柏除蒸芩血安（三黄的共同功效即黄连的功效，黄柏在共同功效的基础上多了除骨蒸，黄芩在共同功效的基础上多了止血、安胎）。

## 黄柏

【功效】清热燥湿，泻火解毒，除骨蒸。

【主治】1. 湿热泻痢，黄疸尿赤，带下阴痒，热淋涩痛，脚气痿躄。

　　　　2. 骨蒸劳热，盗汗，遗精。

　　　　3. 疮疡肿毒，湿疹湿疮。

**联想记忆**

　　共性规律小结：药名中有"黄"或者"金"字的中药，多能治黄疸。

## 第二组：泻肝胆火

### 龙胆

【功效】清热燥湿，泻肝胆火。

【主治】1. 湿热黄疸，阴肿阴痒，带下，湿疹瘙痒。

2. 肝火头痛，目赤肿痛，耳鸣耳聋，胁痛口苦，强中，惊风抽搐。

**联想记忆**

龙胆专泻肝胆火（龙胆归肝、胆经，具有泻肝胆火的功效）。

## 第三组：杀虫利尿

### 苦参

【功效】清热燥湿，杀虫止痒，利尿。

【主治】1. 湿热泻痢，便血，黄疸，赤白带下，阴肿阴痒。

2. 湿疹湿疮，皮肤瘙痒，疥癣麻风，滴虫性阴道炎。

3. 湿热淋痛，尿闭不通。

中药功效主治

速查速记

**联想记忆**

　　由苦参联系到苦参洗剂，苦参洗剂多用于妇女阴道炎，治疗妇女带下过多，外阴瘙痒，皮肤及肛门湿疹，体、脚癣等症，可推知苦参具有杀虫止痒的功效。

　　将苦参药名重命名为"苦渗"，由渗联想到排小便，可推知苦参具有利尿的功效。

### 第四组：二皮组合

## 秦皮

【功效】清热燥湿，收涩止痢，止带，明目。

【主治】1. 湿热泻痢，赤白带下。

　　　　2. 肝热目赤肿痛，目生翳膜。

**联想记忆**

　　秦皮为治疗热毒痢疾的方剂白头翁汤的药物之一，故可推知秦皮具有收涩止痢的功效。

　　由秦皮的"皮"，联想到皮带，故秦皮可止带。

由秦皮的"秦"，联想到诗句"秦时明月汉时关"，故秦皮可明目。

秦皮虽是皮，但不治皮肤病。

## 白鲜皮

【功效】清热燥湿，祛风解毒。

【主治】1. 湿热疮毒，黄水淋漓，湿疹，风疹，疥癣疮癞。

2. 湿热黄疸、尿赤，风湿热痹。

**联想记忆**

白鲜皮风毒（风毒—祛风解毒）。

# 第三节　清热解毒药

第一组：疏散风热

## 金银花

【功效】清热解毒，疏散风热。

【主治】1. 痈肿疔疮，喉痹，丹毒。

2. 风热感冒，温病发热。

3. 热毒血痢。

**联想记忆**

金银花又称"双花"，双花清双热，双可代指八纲中的表里，疏散风热的功效为表，清热解毒的功效为里。

## 连翘

【功效】清热解毒，消肿散结，疏散风热。

【主治】1. 痈疽，瘰疬，乳痈，丹毒。

2. 风热感冒，温病初起、热入营血、高热烦渴、神昏发斑。

3. 热淋涩痛。

**联想记忆**

银花连翘为中医临床常用的药对，二者均具有清热解毒，疏散风热的功效。此外，连翘有"疮家圣药"之称，故可消肿散结。

### 第二组：凉血

## 大青叶

【功效】清热解毒，凉血消斑。

【主治】1.温病高热，神昏，发斑发疹。

2.痄腮，喉痹，口疮，丹毒，痈肿。

## 青黛

【功效】清热解毒，凉血消斑，泻火定惊。

【主治】1.温毒发斑，血热吐衄。

2.喉痹口疮，痄腮，火毒疮疡。

3.肝火犯肺，咳嗽胸痛，痰中带血。

4.小儿惊痫。

**联想记忆**

青青凉斑，黛火惊（青青指的是大青叶、青黛，凉斑指二药均具有清热解毒，凉血消斑的功效；黛火惊指的是青黛具有泻火定惊的功效）。

## 板蓝根

【功效】清热解毒，凉血，利咽。

【主治】1.瘟疫时毒，发热咽痛。

2.温毒发斑，痄腮，烂喉丹痧，大头瘟疫，丹毒，痈肿。

**联想记忆**

蓝根凉咽（想象板蓝根喝下去咽喉凉凉的，故板蓝根具有凉血，利咽的功效）。

38

中药功效主治速查速记

## 穿心莲

【功效】清热解毒，凉血，消肿，燥湿。

【主治】1. 风热感冒，温病初起。

2. 咽喉肿痛，口舌生疮。

3. 顿咳劳嗽，肺痈吐脓。

4. 痈肿疮疡，蛇虫咬伤。

5. 湿热泻痢，热淋涩痛，湿疹瘙痒。

**联想记忆**

心莲早种粮（早种粮对应燥肿凉，穿心莲具有燥湿，消肿，凉血的功效）。

心→蛇蝎心肠→蛇虫咬伤→解毒。

## 贯众

【功效】清热解毒，驱虫，止血。

【主治】1. 时疫感冒，风热头痛，温毒发斑。

2. 痄腮，疮疡肿毒。

3. 虫积腹痛。

4. 崩漏下血。

众里寻虫（驱虫）千百度（解毒）。
贯众可以炮制成炭药，炭药可止血。

## 紫花地丁

【功效】清热解毒，凉血消肿。

【主治】1. 疔疮肿毒，痈疽发背，丹毒，乳痈，肠痈。

2. 毒蛇咬伤。

两种紫花（两种对应凉
肿，紫花地丁具有凉血消肿的
功效）。

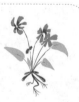

## 第三组：消痈

## 蒲公英

【功效】清热解毒，消肿散结，利湿通淋。

【主治】1. 痈肿疔疮，乳痈，肺痈，肠痈，瘰疬。

2. 湿热黄疸，热淋涩痛。

古人称蒲公英为"乳痈之
要药，通淋之妙品"。蒲公英善
治乳痈，故具有消肿散结的功
效；为通淋之妙品，故具有利
湿通淋的功效。

◎

41

## 鱼腥草

【功效】清热解毒，消痈排脓，利尿通淋。

【主治】1.肺痈吐脓，痰热喘咳。

2.疮痈肿毒。

3.热淋，热痢。

共性规律小结：草多具有清热解毒的作用。

鱼腥草善治肺痈，肺痈常会出现咳吐脓血
腥臭痰，故鱼腥草可消痈排脓。

鱼生活在水里，故鱼腥草具有利尿通淋的
功效。

## 大血藤

【功效】清热解毒，活血，祛风止痛。

【主治】1.肠痈腹痛，热毒疮疡。

2.血滞经闭痛经，跌仆肿痛。

3.风湿痹痛。

**联想记忆**

大血藤大力解毒（清热解毒）、血藤活血。

共性规律小结："藤类通络"，藤类药材多为长条形，取类比象形似人体的经络，故可祛风止痛，治疗痹证。

## 败酱草

【功效】清热解毒，消痈排脓，祛瘀止痛。

【主治】1.肠痈肺痈，痈肿疮毒。

2.产后瘀阻腹痛。

**联想记忆**

败酱草善治肠痈肺痈，故具有消痈排脓的功效。

由"败酱"联想到手下败将，在拳击等竞技比赛中，双方比赛结果通常为一方获胜，另一方为手下败将，常被打的满身瘀血肿痛，故败酱草具有祛瘀止痛的功效。

# 白花蛇舌草

【功效】清热解毒消痈，利湿通淋。

【主治】1. 痈肿疮毒，咽喉肿痛，毒蛇咬伤。

2. 热淋涩痛。

**联想记忆**

白花蛇舌草为抗癌勇士（现代药理研究发现白花蛇舌草具有抗肿瘤、抗炎、增强免疫等作用，抗癌勇士对应痈湿，白花蛇舌草具有清热解毒消痈，利湿通淋的功效）。

# 金荞麦

【功效】清热解毒，排脓祛瘀。

【主治】1. 肺痈吐脓，肺热喘咳。

2. 瘰疬疮疖，乳蛾肿痛。

**联想记忆**

由金荞麦的"金"联想到天上掉金子，砸的人满身瘀血化脓，故金荞麦具有排脓祛瘀的功效。

# 第四组：利咽

## 射干

【功效】清热解毒，消痰，利咽。

【主治】1.热毒痰火郁结，咽喉肿痛。

2.痰涎壅盛，咳嗽气喘。

**联想记忆**

> 射干热情（清热解毒）坦言（消痰，利咽）。

## 山豆根

【功效】清热解毒，消肿利咽。

【主治】1.火毒蕴结，乳蛾喉痹，咽喉肿痛。

2.齿龈肿痛，口舌生疮。

**联想记忆**

> 山豆（山豆根）热情（清热解毒）忠言（消肿利咽）。
>
> 利咽：青蓝擅长射山上的木马（大青叶、板蓝根、射干、山豆根、木蝴蝶、马勃）。

中药功效主治
速查速记

## 马勃

【功效】清肺，解毒利咽，止血。

【主治】1. 风热郁肺，咽痛音哑，咳嗽。

　　　　2. 衄血，创伤出血。

**联想记忆**

> 1. 看马的脖子（马勃）就知道咽喉（清肺利咽）出血（止血）了。
>
> 2. 马勃咽血，豆肿咽，干痰咽（马勃、山豆根、射干均具有清热解毒，利咽的功效，马勃咽血指马勃具有利咽，止血的功效，豆肿咽指山豆根具有消肿利咽的功效，干痰咽指射干具有消痰利咽的功效）。

# 第五组：止痢

## 白头翁

【功效】清热解毒，凉血止痢。

【主治】1. 热毒血痢。

　　　　2. 阴痒带下。

**联想记忆**

> 白头老翁（白头翁）很靓丽（靓丽对应凉痢，即白头翁具有凉血止痢的功效）。

# 马齿苋

【功效】清热解毒，凉血止血，止痢。

【主治】1. 热毒血痢。

2. 痈肿疔疮，丹毒，蛇虫咬伤，湿疹。

3. 便血，痔血，崩漏下血。

**联想记忆**

马的牙齿（马齿苋）血淋淋（血淋淋对应热毒血痢，故马齿苋具有凉血止血，止痢的功效）。

# 鸡胆子

【功效】清热解毒，止痢，截疟；外用腐蚀赘疣。

【主治】1. 热毒血痢，冷积久痢。

2. 疟疾。

3. 赘疣鸡眼。

**联想记忆**

劫石油，独利（劫—截疟、石油—蚀疣、独—清热解毒、利—止痢）。

## 第六组：其他类

### 野菊花

【功效】清热解毒，泻火平肝。

【主治】1.疔疮痈肿，咽喉肿痛。

2.目赤肿痛，头痛眩晕。

**联想记忆**

野菊花热毒，清平肝（热毒—清热解毒，平肝—泻火平肝）。

### 重楼

【功效】清热解毒，消肿止痛，凉肝定惊。

【主治】1.疔疮痈肿，咽喉肿痛，蛇虫咬伤。

2.跌仆伤痛。

3.惊风抽搐。

**联想记忆**

被蛇咬（蛇虫咬伤，清热解毒），从高楼（重楼）上掉下来又肿又痛（消肿止痛），又惊（凉肝定惊）。

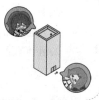

# 拳参

【功效】清热解毒，消肿，息风定惊，止血。

【主治】1. 痈肿瘰疬，蛇虫咬伤，口舌生疮。

2. 热病神昏，惊痫抽搐。

3. 赤痢热泻。

4. 血热出血，痔疮出血。

5. 肺热咳嗽。

**联想记忆**

　　由拳参的"拳"联想到拳击，拳击比赛时常出现一方不敌被打的出血、满身肿痛的情形，可推知拳参具有止血，消肿的功效。拳击比赛中出现如此血腥的情形，会让观众受到惊吓，引起舆论风波，故拳参具有息风定惊的功效。

# 漏芦

【功效】清热解毒，消痈散结，通经下乳，舒筋
　　　　通脉。

【主治】1. 乳痈肿痛，痈疽发背，瘰疬疮毒。

2. 乳汁不通。

3. 湿痹拘挛。

**联想记忆**

　　漏掉（漏芦）有热毒（清热解毒）的乳（下乳）痈（消痈），然后活动筋脉（舒筋通脉）。

## 土茯苓

【功效】解毒，除湿，通利关节。

【主治】1. 梅毒及汞中毒所致的肢体拘挛、筋骨疼痛。

　　　　2. 湿热淋浊，带下、疥癣，湿疹瘙痒。

　　　　3. 痈肿，瘰疬。

**联想记忆**

　　土茯苓得了梅毒（解毒），湿气（除湿）重，喜欢活动筋骨关节（通利关节）。

## 青果

【功效】清热解毒，利咽，生津。

【主治】1. 咽喉肿痛，咳嗽痰稠，烦热口渴。

　　　　2. 鱼蟹中毒。

**联想记忆**

　　青果生津利咽喉（青果久嚼微甜，可以生津、利咽）。

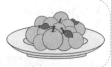

## 木蝴蝶

【功效】清肺利咽，疏肝和胃。

【主治】1.肺热咳嗽，喉痹音哑。

2.肝胃气痛。

**联想记忆**

木蝴蝶飞，迎风高歌，清热心情好（飞—肺，迎风高歌说明没有咽喉肿痛，故具有利咽的功效，清热—清肺，心情好—疏肝）。

## 地锦草

【功效】清热解毒，凉血止血，利湿退黄。

【主治】1.热泻热痢。

2.血热出血。

3.湿热黄疸。

4.疮疖痈肿，蛇虫咬伤。

**联想记忆**

由地锦草（又名"血见愁"）名称中的"锦"联想到锦旗，锦旗多为红底黄字，红色视为血，可推知地锦草具有凉血止血的功效，黄对应利湿退黄的功效。

# 半边莲

【功效】清热解毒，利尿消肿。

【主治】1. 痈肿疔疮，蛇虫咬伤。

2. 鼓胀水肿，湿热黄疸。

3. 湿疹湿疮。

**联想记忆**

　　由半边莲药名中的"莲"联想到莲花，莲花生长在水边，故半边莲可以利尿。

　　半边脸肿了，半边莲还具有消肿的功效。

　　家有半边莲，可以伴蛇眠→蛇虫咬伤。

# 山慈菇

【功效】清热解毒，化痰散结。

【主治】1. 痈肿疔毒，瘰疬痰核，蛇虫咬伤。

2. 癥瘕痞块。

**联想记忆**

　　姑姑为人仁慈（山慈菇），解决（化痰散结）有毒（清热解毒）的坏人。

## 熊胆粉

【功效】清热解毒，息风止痉，清肝明目。

【主治】1.热毒疮痈，痔疮，咽喉肿痛。

　　　　2.热极生风，惊痫抽搐。

　　　　3.肝热目赤，目生翳膜。

**联想记忆**

　　熊胆汁是苦的，可清热解毒。

　　眼睛看到（清肝明目）熊在风中抽搐（息风止痉）。


## 千里光

【功效】清热解毒，清肝明目，利湿。

【主治】1.痈肿疮毒。

　　　　2.感冒发热。

　　　　3.目赤肿痛。

　　　　4.湿热泻痢。

　　　　5.皮肤湿疹。

**联想记忆**

　　从药名千里光中的"千里"联想到"千里眼"，故可推知千里光具有清肝明目的功效。

从药名千里光中的"千里"联想到"八千里路云和月"，行千里路汗流浃背，故可推知千里光具有利湿的功效。

## 白蔹

【功效】清热解毒，消痈散结，敛疮生肌。

【主治】1.痈疽发背，疔疮，瘰疬。

2.烧烫伤，手足皲裂。

**联想记忆**

蔹→敛→敛疮生肌。

蔹（白蔹）痈结（消痈散结）清热毒（清热解毒）。

## 四季青

【功效】清热解毒，消肿祛瘀，凉血止血，敛疮。

【主治】1.烧烫伤，皮肤溃疡。

2.肺热咳嗽，咽喉肿痛，痢疾，热淋，胁痛。

3.外伤出血。

四季"青"→清→清热解毒。

热血青年一年四季练习武术，身上瘀血肿痛→凉血止血、消肿祛瘀。

四季青叶子干燥后研末成粉末洒在皮肤溃疡处可以敛疮。

## 绿豆

【功效】清热解毒，消暑，利水。

【主治】1. 痈肿疮毒。

2. 药食中毒。

3. 暑热烦渴。

4. 水肿，小便不利。

夏天喝绿豆汤可以消暑热（消暑），喝多了绿豆汤小便也就多了（利水）。

# 第四节　清热凉血药

## 第一组：养阴

### 生地黄

【功效】清热凉血，养阴生津。

【主治】1. 热入营血，温毒发斑。

2. 血热出血。

3. 热病伤阴，舌绛烦渴，内热消渴。

4. 阴虚发热，骨蒸劳热。

5. 津伤便秘。

**联想记忆**

　　生地引进热血（生地—生地黄，引进—阴津，热血—清热凉血，生地引进热血可联想为一些满腔热血的青年博士毕业后作为引进人才前往陌生的城市开始进行工作与生活）。

# 玄参

【功效】清热凉血，滋阴降火，解毒散结。

【主治】1. 热入营血，温毒发斑。

2. 热病伤阴，舌绛烦渴，津伤便秘，骨蒸劳嗽。

3. 目赤肿痛，咽喉肿痛，白喉，瘰疬，痈肿疮毒。

**联想记忆**

清凉（清热凉血）的玄僧（玄参）晚上发热（滋阴降火），但可自行解决麻烦（解毒散结）。

## 第二组：活血

# 牡丹皮

【功效】清热凉血，活血化瘀。

【主治】1. 热入营血，温毒发斑，血热吐衄。

2. 温邪伤阴，阴虚发热，夜热早凉，无汗骨蒸。

3. 血滞经闭痛经，跌仆伤痛。

4. 痈肿疮毒。

## 赤芍

【功效】清热凉血，散瘀止痛。

【主治】1.热入营血，温毒发斑，血热吐衄。

2.目赤肿痛，痈肿疮疡。

3.肝郁胁痛，经闭痛经，癥瘕腹痛，跌打
损伤。

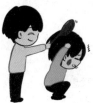

# 紫草

【功效】清热凉血，活血解毒，透疹消斑。

【主治】1.血热毒盛，斑疹紫黑，麻疹不透。

2.疮疡，湿疹，水火烫伤。

**联想记忆**

> 紫→大紫大红，红→凉血、活血。
> 紫草善治斑疹紫黑→解毒，透疹消斑。

## 第三组：定惊

# 水牛角

【功效】清热凉血，解毒，定惊。

【主治】1.温病高热，神昏谵语，惊风，癫狂。

2.血热毒盛，发斑发疹，吐血衄血。

3.痈肿疮疡，咽喉肿痛。

**联想记忆**

> 由"牛"联想到疯牛病病毒，故可推知水牛角可以解毒。
> 由"牛"联想牛人，牛人处事不惊，故可推知水牛角可以定惊。

# 第五节　清虚热药

## 第一组：凉血

### 青蒿

【功效】清虚热，除骨蒸，解暑热，截疟，退黄。

【主治】1. 温邪伤阴，夜热早凉。

　　　　2. 阴虚发热，骨蒸劳热。

　　　　3. 外感暑热，发热烦渴。

　　　　4. 疟疾寒热。

　　　　5. 湿热黄疸。

**联想记忆**

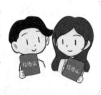

情好（青蒿）需捏（退虚热，截疟）两证（凉血除蒸）书（解暑热）。

由"青"字联想到"青黄不接"，黄（退黄）。

### 白薇

【功效】清热凉血，利尿通淋，解毒疗疮。

【主治】1. 阴虚发热，骨蒸劳热，产后血虚发热，温邪伤营发热。

2. 热淋，血淋。

3. 痈疽肿毒，蛇虫咬伤，咽喉肿痛。

4. 阴虚外感。

**联想记忆**

白→凉白开→清热凉血。

由"白薇"联想到"百威"啤酒，啤酒喝多了需要利尿通淋。

由白薇的"薇"联想到"微创（疮）手术"，故白薇可以解毒疗疮。

# 地骨皮

【功效】凉血除蒸，清肺降火。

【主治】1. 阴虚潮热，骨蒸盗汗。

2. 肺热咳嗽。

3. 血热咳血衄血。

4. 内热消渴。

**联想记忆**

地皮（地骨皮）凉（凉血除蒸）肺火（清肺降火）降。

## 第二组：除疳热

### 银柴胡

【功效】清虚热，除疳热。

【主治】1.阴虚发热，骨蒸劳热。

　　　　2.小儿疳积发热。

### 胡黄连

【功效】清虚热，除疳热，清湿热。

【主治】1.阴虚发热，骨蒸潮热。

　　　　2.小儿疳积发热。

　　　　3.湿热泻痢，黄疸尿赤，痔疮肿痛。

**联想记忆**

> 银柴虚疳胡连湿（银柴胡、胡黄连均具有清虚热，除疳热的功效，胡黄连多了清湿热的功效）。

# 第三章 泻下药

## 第一节 攻下药

### 大黄

【功效】泻下攻积，清热泻火，凉血解毒，止血，逐瘀通经，利湿退黄。

【主治】1. 实热积滞便秘。

2. 血热吐衄，目赤咽肿，牙龈肿痛。

3. 痈肿疔疮，腹痛肠痈。

4. 瘀血经闭，产后瘀阻，跌打损伤。

5. 湿热痢疾，黄疸尿赤，淋证，水肿。

6. 烧烫伤。

**联想记忆**

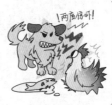

大黄狗因为鱼发火，两度吓一只公鸡。（大黄狗—大黄、利湿退黄，鱼—逐瘀通经，发火—清热泻火，两度—凉血解毒，吓—泻下攻积，只—止血）。

热血火毒（清热、凉血、止血、逐瘀通经、泻火、解毒）的将军（大黄）没有攻（泻下攻积）不下的城池。

## 芒硝

【功效】泻下通便，润燥软坚，清火消肿。

【主治】1.实热积滞，腹满胀痛，大便燥结。

2.肠痈腹痛。

3.乳痈，痔疮肿痛，咽痛口疮，目赤肿痛。

联想记忆

忙（芒硝）到便秘（泻下通便）火（清火消肿）大，快润燥软坚（润燥软坚）！

## 番泻叶

【功效】泻热行滞，通便，利水。

【主治】1.实热积滞，便秘腹痛。

2.水肿胀满。

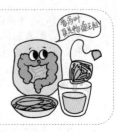

用水（利水）泡番泻叶来喝可泻热通便（泻热行滞，通便）。

## 芦荟

【功效】泻下通便，清肝泻火，杀虫疗癣。

【主治】1. 热结便秘。

2. 惊痫抽搐。

3. 小儿疳积。

4. 癣疮。

**联想记忆**

小荟便秘（泻下通便），阿甘（疗癣）杀虫（杀虫），真生气（清肝泻火）。

# 第二节　润下药

## 火麻仁

【功效】润肠通便。

【主治】血虚津亏，肠燥便秘。

**联想记忆**

共性规律："凡仁皆润"（多数的种子、种仁富含丰富的油脂可以润肠通便）。

火麻仁善润滑肠兼补虚，体虚肠燥者最宜（由火麻仁的"麻"联想到芝麻，芝麻可以补虚）。

## 郁李仁

【功效】润肠通便，下气利水。

【主治】1. 津枯肠燥，食积气滞，腹胀便秘。

2. 水肿，脚气浮肿，小便不利。

**联想记忆**

共性规律："凡仁皆润" = 润肠通便。
郁李仁 = 郁利仁 = 下气利水。

## 松子仁

【功效】润肠通便，润肺止咳。

【主治】1. 肠燥便秘。

2. 肺燥干咳。

共性规律："凡仁皆润"＝润肠通便。

从"松子仁"的"松"联想到黄山的迎客（咳）松，迎客松在黄山的高处，肺为华盖，在诸脏腑中位置最高，故可推知松子仁具有润肺止咳的功效。

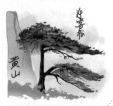

# 第三节　峻下逐水药

## 甘遂

【功效】泻水逐饮，消肿散结。

【主治】1. 水肿胀满，胸腹积水，痰饮积聚，气逆咳喘，二便不利。

2. 风痰癫痫。

3. 痈肿疮毒。

甘遂大戟水饮肿结（甘遂与京大戟功效相同，均具有泻水逐饮，消肿散结的功效）。

# 京大戟

【功效】泻水逐饮，消肿散结。

【主治】1. 水肿胀满，胸腹积水，痰饮积聚，气逆咳喘，二便不利。

2. 痈肿疮毒，瘰疬痰核。

# 芫花

【功效】泻水逐饮，祛痰止咳；外用杀虫疗疮。

【主治】1. 水肿胀满，胸腹积水，痰饮积聚，气逆咳喘，二便不利。

2. 疥癣秃疮，痈肿，冻疮。

**联想记忆**

由芫花的"芫"联想到园，园区杀虫（园—芫花，区—祛痰止咳，杀虫—杀虫疗疮）。

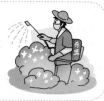

# 商陆

【功效】逐水消肿，通利二便；外用解毒散结。

【主治】1. 水肿胀满，二便不利。

2. 痈肿疮毒。

商陆二便肿结热毒（二便—通利二便，肿结—消肿、散结，热毒—解毒）。

# 牵牛子

【功效】泻水通便，消痰涤饮，杀虫攻积。

【主治】1.水肿胀满，二便不利。

2.痰饮积聚，气逆喘咳。

3.虫积腹痛。

小弟（消痰涤饮）牵牛（牵牛子）在水边（泻水通便）喝水看到有人在杀公鸡（杀虫攻积）。

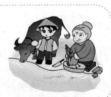

# 巴豆霜

【功效】峻下冷积，逐水退肿，豁痰利咽；外用蚀疮。

【主治】1.寒积便秘。

2.小儿乳食停积。

3.腹水鼓胀，二便不通。

4. 喉风，喉痹。

5. 痈肿脓成未溃，疥癣恶疮，疣痣。

**联想记忆**

豁痰水肿蚀巴豆（巴豆霜具有豁痰利咽，逐水退肿，蚀疮的功效）。

功效对比：大黄—泻下攻积，巴豆—峻下冷积。

# 千金子

【功效】泻下逐水，破血消癥；外用疗癣蚀疣。

【主治】1. 二便不通，水肿，痰饮，积滞胀满。

2. 血瘀经闭，癥瘕。

3. 顽癣，赘疣。

**联想记忆**

千金小姐"破血"买买买（破血—破血消癥）。

千金子有毒，故以毒攻毒可外用疗癣蚀疣。

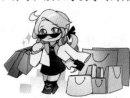

# 第四章　祛风湿药

## 第一节　祛风寒湿药

### 第一组：长于祛风湿

#### 独活

【功效】祛风除湿，通痹止痛，解表。

【主治】1. 风寒湿痹，腰膝疼痛。

2. 风寒夹湿头痛。

3. 少阴伏风头痛。

**联想记忆**

独活风湿痛表（独活具有祛风除湿，通痹止痛，解表的功效）。

#### 木瓜

【功效】舒筋活络，和胃化湿。

【主治】1. 湿痹拘挛，腰膝关节酸重疼痛。

2. 脚气浮肿。

3. 暑湿吐泻，转筋挛痛。

　　和胃化湿＝何味画十（划开一个十字，尝一下是何种味道）。

　　木对应肝，肝在体合筋→吐泻转筋（暑湿吐泻，转筋挛痛）。

# 川乌

【功效】祛风除湿，温经止痛。

【主治】1. 风寒湿痹，关节疼痛。

　　　　2. 心腹冷痛，寒疝作痛。

　　　　3. 跌仆伤痛，麻醉止痛。

　　二乌风湿痛，二乌温经痛（川乌与草乌功效相同，均具有祛风除湿，温经止痛的功效）。

## 第二组：长于通络

# 威灵仙

【功效】祛风除湿，通经络，止痛，消骨鲠。

【主治】1. 风湿痹痛。

2. 骨鲠咽喉。

**联想记忆**

由威灵仙，联想到威力很大的神仙，神仙多是仙风道骨、谈笑风生之姿，故经络舒畅，没有风湿痹痛，可推知威灵仙具有祛风除湿，通经络，止痛的功效。

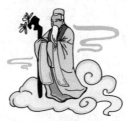

民间谚语曰"铁脚威灵仙，砂糖和醋煎，一口咽入喉，鱼骨软如棉"，从谚语可推知威灵仙具有消骨鲠的功效，可用于骨鲠咽喉。

### 徐长卿

【功效】祛风除湿，止痛，止痒。

【主治】1. 风湿痹痛。

2. 胃脘胀满，牙痛，腰痛，跌仆伤痛，痛经。

3. 风疹，湿疹。

徐长卿得了风湿痹痛，又痛又痒（得了风湿痹痛对应祛风除湿，又痛又痒对应止痛，止痒）。

## 蕲蛇

【功效】祛风，通络，止痉。

【主治】1.风湿顽痹，麻木拘挛。

2.中风口眼㖞斜，半身不遂。

3.小儿惊风，破伤风，抽搐痉挛。

4.麻风，疥癣。

**联想记忆**

两条蛇（蕲蛇），祛风通络止痉，蕲蛇有毒。
共性规律：蛇、地龙、藤类中药均为长条状，类似人体经络，故可通络—以形补形。
蛇皮入药→以皮治皮→麻风，疥癣。

## 乌梢蛇

【功效】祛风，通络，止痉。

【主治】1.风湿顽痹，麻木拘挛。

2.中风口眼㖞斜，半身不遂。

3.小儿惊风，破伤风，抽搐痉挛。

4.麻风，疥癣。

5.瘰疬，恶疮。

两条蛇（乌梢蛇），祛风通络止痉，乌梢蛇无毒可疗疮。

## 伸筋草

【功效】祛风除湿，舒筋活络。

【主治】1.风寒湿痹，关节酸痛，屈伸不利。

2.跌打损伤。

伸筋＝活动筋骨＝舒筋活络

## 蚕沙

【功效】祛风除湿，化湿和中。

【主治】1.风湿痹证。

2. 吐泻转筋。

3. 风疹、湿疹瘙痒。

**联想记忆**

　　伸筋蚕沙，风湿木瓜（伸筋草和蚕沙除具有祛风除湿的功效外，二者各有一功效与木瓜相同）。

## 油松节

【功效】祛风除湿，通络止痛。

【主治】1. 风寒湿痹，历节风痛，转筋挛急。

　　　　2. 跌打伤痛。

**联想记忆**

　　共性规律："以枝达痹"，油松节为松科植物油松或马尾松的干燥瘤状节或分枝节，故可以治疗痹证，因此具有祛风除湿，通络止痛的功效。

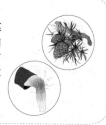

◎

## 海风藤

【功效】祛风湿，通经络，止痹痛。

【主治】1. 风寒湿痹，肢节疼痛，筋脉拘挛，屈伸
不利。

2. 跌打损伤。

**联想记忆**

共性规律："藤类通络"，藤类似人体经
络，故可通经络，止痹痛。


## 青风藤

【功效】祛风湿，通经络，利小便。

【主治】1. 风湿痹痛，关节肿胀，麻木不仁，皮肤
瘙痒。

2. 水肿，脚气肿痛。

**联想记忆**

共性规律："藤类通络"，藤类似人体经
络，故可祛风湿，通经络。

由青风藤药名中的"青风"联想到清风纸
巾，小便后洗手可使用清风纸巾擦手，故青风
藤具有利小便的功效。

## 丁公藤

【功效】祛风除湿，消肿止痛。

【主治】1. 风湿痹痛，半身不遂。

2. 跌仆肿痛。

联想记忆

丁公藤风湿肿痛（丁公藤具有祛风除湿，消肿止痛的功效）。

## 昆明山海棠

【功效】祛风除湿，活血止痛，续筋接骨。

【主治】1. 风湿痹证。

2. 跌打损伤，骨折。

联想记忆

昆明山上风大湿度大（祛风除湿），从昆明山上摔下瘀血肿痛（活血止痛），需续筋接骨。

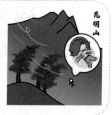

## 路路通

【功效】祛风活络，利水，通经，祛风止痒。

【主治】1. 风湿痹痛，麻木拘挛，中风半身不遂。

2.水肿胀满。

3.跌打损伤。

4.经行不畅，经闭。

5.乳少，乳汁不通。

6.风疹瘙痒。

路路通，抓住"通"字进行记忆：
1.经络通—祛风活络。
2.尿路通—利水。
3.乳汁通—通经下乳。
4.路路通有刺—祛风止痒。

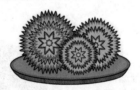

## 穿山龙

【功效】祛风除湿，活血通络，化痰止咳。

【主治】1.风湿痹病，关节肿胀，疼痛麻木。

2.跌仆损伤，闪腰岔气。

3.咳嗽气喘。

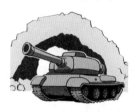

# 第二节　祛风湿热药

## 第一组：长于通络

### 秦艽

【功效】祛风湿，清湿热，舒筋络，止痹痛，退虚热。

【主治】1.风湿痹证，筋脉拘挛，骨节酸痛。

2.中风半身不遂。

3.湿热黄疸。

4.骨蒸潮热，小儿疳积发热。

请教（秦艽）风湿痹痛（祛风湿，止痹痛），虚实皆热（清湿热，退虚热）怎么治。

## 海桐皮

【功效】祛风湿，通络止痛，杀虫止痒。

【主治】1.风湿痹证。

2.疥癣，湿疹。

皮上有虫子（杀虫止痒），经络（祛风湿，通络止痛）还痛（海桐皮）。

## 臭梧桐

【功效】祛风湿，通经络，平肝。

【主治】1.风湿痹证。

2.中风半身不遂。

3.风疹，湿疹。

4.肝阳上亢，头痛眩晕。

吾（臭梧桐）经络痛（祛风湿，通经络），吃臭干（平肝）子可缓解。

臭干子

## 雷公藤

【功效】祛风除湿，活血通络，消肿止痛，杀虫解毒。

【主治】1. 风湿顽痹。

2. 麻风病，顽癣，湿疹，疔疮。

雷公（雷公藤）也有风湿（祛风除湿），雷击的人满身瘀血肿痛（活血通络，消肿止痛）。

雷公藤有大毒，故可以毒攻毒，具有杀虫解毒的功效。

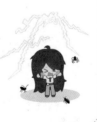

◎

## 络石藤

【功效】祛风通络，凉血消肿。

【主治】1. 风湿热痹，筋脉拘挛，腰膝酸痛。

2. 喉痹，痈肿。

3. 跌仆损伤。

**联想记忆**

共性规律："藤类通络"，络石藤具有祛风通络的功效。

石头是凉的，可以凉血，搬起石头砸自己的脚，脚肿了，故络石藤具有凉血消肿的功效。

## 第二组：长于除湿热痹

### 防己

【功效】祛风湿，止痛，利水消肿。

【主治】1. 风湿痹痛。

2. 水肿，脚气肿痛，小便不利。

3. 湿疹疮毒。

**联想记忆**

独活风湿痛表，防己风湿痛水（防己与独活功效相似，风湿痛水—祛风湿，止痛，利水消肿）。

# 桑枝

【功效】祛风湿，利关节，利水。

【主治】风湿痹证，肩臂，关节酸痛麻木。

共性规律："以枝达痹"（枝→四肢→树枝横向生长→横走肩臂→祛风湿，利关节）。

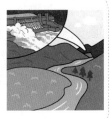

桑枝谐音"上支"（河流的上支）→利水。

肩臂痛：桑枝、姜黄。

# 豨莶草

【功效】祛风湿，利关节，清热解毒。

【主治】1. 风湿痹痛，筋骨无力，腰膝酸软，四肢麻木。

2. 中风半身不遂。

3. 风疹，湿疮，痈肿疮毒。

桑豨风湿（祛风湿）利关节（利关节），桑枝利水（利水）豨解毒（清热解毒）。

# 老鹳草

【功效】祛风湿，通经络，止泻痢，清热解毒。

【主治】1.风湿痹痛，麻木拘挛，筋骨酸痛。

2.泄泻痢疾。

3.疮疡。

**联想记忆**

老鹳得了风湿痹病（祛风湿，通经络），又拉肚子（止泻痢）。

共性规律：草多具有清热解毒的功效。

# 丝瓜络

【功效】祛风通络，化痰解毒。

【主治】1.风湿痹痛，筋脉拘挛。

2.胸胁胀痛。

3.乳汁不通，乳痈肿痛。

4.跌打损伤，胸痹。

**联想记忆**

共性规律：藤类通络→祛风通络。

丝瓜有黏液，像痰一样→化痰解毒。

丝瓜络长得像乳腺，所以能治乳汁不通，乳痈肿痛。

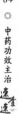

# 第三节 祛风湿强筋骨药

## 五加皮

【功效】祛风除湿，补益肝肾，强筋壮骨，利水消肿。

【主治】1.风湿痹病。

2.筋骨痿软，小儿行迟，体虚乏力。

3.水肿，脚气肿痛。

**联想记忆**

五加不抢水（五加—五加皮，不—补益肝肾，抢—强筋壮骨，水—利水消肿，联想农忙季节五户人家轮流浇水灌溉田地，不争抢）。

共性规律："以皮利水"，五加皮、香加皮、桑白皮等皮类药材均具有利水的作用。

## 桑寄生

【功效】祛风湿，补肝肾，强筋骨，安胎元。

【主治】1.风湿痹痛，腰膝酸软，筋骨无力。

2.崩漏经多，妊娠漏血，胎动不安。

3.头晕目眩。

　　五加皮、桑寄生、狗脊三药均具有祛风湿，补肝肾，强筋骨的功效。

　　由"寄生"联想到小宝宝出生前在妈妈肚中，可推知其安胎元的功效。

## 狗脊

【功效】祛风湿，补肝肾，强腰膝。

【主治】1.风湿痹痛。

　　　　2.腰膝酸软，下肢无力。

　　　　3.肾虚不固，遗尿尿频，带下清稀。

　　　　4.外敷可用于金疮出血。

### 联想记忆

　　小狗（狗脊）有风湿（祛风湿），强行邀戏（补肝肾，强腰膝），皮毛出血（外敷可用于金疮出血）。

## 千年健

【功效】祛风湿，强筋骨。

【主治】风寒湿痹，腰膝冷痛，拘挛麻木，筋骨痿软。

千年健＝一千年都身体健康，说明没有风湿痹病，筋骨强健，故千年健具有祛风湿，强筋骨的功效。

## 雪莲花

【功效】祛风湿，强筋骨，补肾阳，调冲任。

【主治】1.风湿痹证。

2.肾虚阳痿。

3.月经不调，经闭痛经，崩漏带下。

雪莲花主要生长在西藏、青海等高原地区，高原寒冷风大，吹的人筋骨痛，故雪莲花具有祛风湿，强筋骨的功效。

雪莲花送男性可以补肾阳，送女性可以调冲任。

◎

# 第五章　化湿药

### 第一组：长于化湿

## 广藿香

【功效】芳香化湿，和中止呕，发表解暑。

【主治】1.湿阻中焦，脘腹痞闷。

2.呕吐。

3.暑湿表证，湿温初起，发热倦怠，胸闷不舒；寒湿闭暑，腹痛吐泻。

**联想记忆**

藿兰化解（广藿香与佩兰均具有芳香化湿，发表解暑的功效）。

由夏日常用的中成药藿香正气水，可推知广藿香具有和中止呕的作用。

## 佩兰

【功效】芳香化湿，醒脾开胃，发表解暑。

【主治】1.湿浊中阻，脘痞呕恶。

2.脾经湿热，口中甜腻，口臭，多涎。

3. 暑湿表证，湿温初起，发热倦怠，胸闷不舒。

佩兰古时又称为"醒头草"，可与佩兰醒脾开胃的功效进行联系。

## 砂仁

【功效】化湿开胃，温中止泻，理气安胎。

【主治】1. 湿浊中阻，脾胃气滞，脘痞不饥。

2. 脾胃虚寒，呕吐泄泻。

3. 妊娠恶阻，胎动不安。

老师胃口开（化湿开胃），原来是怀孕（理气安胎）了。

由砂仁联想到沙漏，泄泻的过程如沙漏中的沙子下漏的过程，故可推知砂仁具有温中止泻的作用。

## 豆蔻

【功效】化湿行气，温中止呕，开胃消食。

【主治】1. 湿浊中阻，脾胃气滞，不思饮食，胸腹胀痛，食积不消。

2. 湿温初起，胸闷不饥。

3. 寒湿呕逆。

**联想记忆**

豆蔻、草豆蔻、肉豆蔻的共有功效为：温中行气。

豆蔻的"蔻"谐音"抠"，抠喉咙会呕吐，故豆蔻具有止呕的功效。

豆蔻作为香料常在卤肉中添加，可使得卤肉香气四溢，具有开胃消食的功效。

## 第二组：长于燥湿

### 苍术

【功效】燥湿健脾，祛风散寒，明目。

【主治】1. 湿浊中阻，脘腹胀满，泄泻，水肿。

2. 风湿痹痛，脚气痿躄。

3. 风寒感冒。

4. 夜盲，眼目昏涩。

两只猪（苍术、白术）脾胃不好有湿气（燥湿健脾），苍猪受风寒（祛风散寒），哭诉苍天无眼（明目）。

## 厚朴

【功效】燥湿消痰，下气除满。

【主治】1. 湿滞伤中，脘痞吐泻。

2. 食积气滞，腹胀便秘。

3. 痰饮喘咳。

4. 梅核气。

厚（厚＝胖）朴是一个胖子，胖人多痰湿（燥湿消痰），吃得多（除满），跑起来会气喘吁吁（下气）。

## 草豆蔻

【功效】燥湿行气，温中止呕。

【主治】1. 寒湿内阻，脾胃气滞，脘腹胀满冷痛，不思饮食。

2. 嗳气呕逆。

第五章 化湿药

◎

91

草豆蔻与豆蔻功效相似,豆蔻为化湿行气(豆蔻又名白豆蔻,可联系白化病,记忆其化湿的功效),草豆蔻为燥湿行气(草的拼音为cao,燥的拼音为zao,cao和zao拼音相似,可用于记忆其燥湿的功效)。

## 草果

【功效】燥湿温中,截疟除痰。

【主治】1.寒湿内阻,脘腹胀痛,痞满呕吐。

2.疟疾寒热,瘟疫发热。

**联想记忆**

草果湿中(燥湿温中)截瘫(截疟除痰)。

# 第六章　利水渗湿药

## 第一节　利水消肿药

### 第一组：既利又补

### 茯苓

【功效】利水渗湿，健脾，宁心安神。

【主治】1.水肿尿少。

2.痰饮眩悸。

3.脾虚食少，便溏泄泻。

4.心神不安，惊悸失眠。

**联想记忆**

茯苓健身（健身对应健脾、安神）。

# 薏苡仁

【功效】利水渗湿，健脾止泻，除痹，排脓，解毒散结。

【主治】1. 水肿，脚气浮肿，小便不利。

2. 脾虚泄泻。

3. 湿痹拘挛。

4. 肺痈，肠痈。

5. 赘疣，癌肿。

**联想记忆**

谁是（利水渗湿）意（薏苡仁）中人，必（除痹）谢（健脾止泻）排毒（解毒散结）。

以仁止泻：砂仁、薏苡仁、益智仁。

## 第二组：只利水

# 猪苓

【功效】利水渗湿。

【主治】水肿，小便不利，泄泻，淋浊，带下。

# 泽泻

【功效】利水渗湿，泄热，化浊降脂。

【主治】1. 水肿胀满，小便不利，泄泻尿少，痰饮
　　　　眩晕。

　　　2. 热淋涩痛，遗精。

　　　3. 高脂血症。

**联想记忆**

　　猪苓水湿，泽泻热（猪苓与泽泻均具有利
水渗湿的功效，泽泻还具有泄热的功效）。
　　泻（泽泻）水（利水渗湿），泻热（泄
热），泻脂（化浊降脂）。

## 香加皮

【功效】利水消肿，祛风湿，强筋骨。

【主治】1. 下肢浮肿，心悸气短。

　　　2. 风寒湿痹，腰膝酸软。

**联想记忆**

　　香加皮 = 五加皮 − 补益肝肾（香加皮与五
加皮功效相似，五加皮有补益肝肾的作用，而
香加皮无补益肝肾的作用）。

## 冬瓜皮

【功效】利尿消肿，清热解暑。

【主治】1. 水肿胀满，小便不利。

2. 暑热口渴，小便短赤。

由冬瓜皮联想到冬瓜排骨汤，冬瓜排骨汤性凉而味甘，清热消暑，对暑热难消等现象有效，故可推知冬瓜皮具有清热解暑，利尿消肿的功效。

## 玉米须

【功效】利水消肿，利湿退黄。

【主治】1. 水肿。

2. 黄疸。

玉米须泡水为黄色，可利湿退黄；玉米须水喝多了，小便多了，可利水消肿。

## 葫芦

【功效】利水消肿，通淋。

【主治】1. 水肿胀满。

2. 淋证。

**联想记忆**

葫芦漂水中（水肿—利水消肿），吃了治淋证（通淋）。

## 枳椇子

【功效】利水消肿，解酒毒。

【主治】1. 水肿。

2. 醉酒。

**联想记忆**

惧（枳椇子）怕喝酒（解酒毒）后出现水肿（利水消肿）。

# 第二节　利尿通淋药

### 第一组：长于治淋

## 车前子

【功效】清热利尿通淋，渗湿止泻，明目，祛痰。

【主治】1. 热淋涩痛，水肿胀满。

2. 暑湿泄泻。

3. 目赤肿痛，目暗昏花。

4. 痰热咳嗽。

**联想记忆**

开车（车前子）睁大眼睛（明目）少谈（祛痰）话，谢谢（渗湿止泻）亲（清热利尿通淋）！

## 滑石

【功效】利尿通淋，清热解暑；外用收湿敛疮。

【主治】1. 热淋，石淋，尿热涩痛。

2. 暑湿烦渴，湿温初起。

3. 湿热水泻。

4. 湿疮，湿疹，痱子。

**联想记忆**

尿淋（利尿通淋）滑石，亲属（清热解暑）收拾（外用收湿敛疮）。

中药功效主治速查速记

# 瞿麦

【功效】利尿通淋，活血通经。

【主治】1.热淋，血淋，石淋，小便不通，淋漓
　　　　　涩痛。

　　　　2.瘀阻经闭，月经不调。

**联想记忆**

　　小瞿（瞿麦）尿路通畅（利尿通淋），月
经通调（活血通经）。

# 萹蓄

【功效】利尿通淋，杀虫，止痒。

【主治】1.热淋涩痛，小便短赤。

　　　　2.虫积腹痛，皮肤湿疹，阴痒带下。

**联想记忆**

　　萹蓄二字均为草
字头，联想到草地里有
虫子（杀虫），小孩子
在草地里打滚后身上很
痒（止痒）。

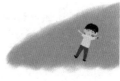

# 冬葵子

【功效】清热利尿，下乳，润肠。

【主治】1.淋证，水肿，尿闭。

2.乳汁不通，乳房胀痛。

3.肠燥便秘。

小葵（冬葵子）喝奶（下乳）后，又尿尿（清热利尿），又拉稀（润肠）。

# 木通

【功效】利尿通淋，清心除烦，通经下乳。

【主治】1.淋证，水肿。

2.心烦尿赤，口舌生疮。

3.经闭乳少，湿热痹痛。

木通通尿（利尿通淋），通乳（通经下乳），通痹（可治疗湿热痹痛），不再心烦了（清心除烦）。

# 通草

【功效】清热利尿，通气下乳。

【主治】1. 湿热淋证，水肿尿少。

2. 产后乳汁不下。

**联想记忆**

气通草（一字记忆法，气通草—通草通气下乳）。

功效对比：

通草有气孔→通气下乳。

木通是藤茎→通经下乳。

# 灯心草

【功效】利小便，清心火。

【主治】1. 热淋，尿少涩痛。

2. 心烦失眠，口舌生疮。

**联想记忆**

灯心草入药部位为茎髓，茎髓形似导尿管，可利小便。

灯心草，心对应心，可清心火。

## 地肤子

【功效】清热利湿，祛风止痒。

【主治】1.小便不利，淋漓涩痛。

2.阴痒带下，风疹，湿疹，皮肤瘙痒。

**联想记忆**

湿热（清热利湿）地面（地肤子）有疯羊（祛风止痒）。

## 第二组：石淋

## 海金沙

【功效】清热利湿，通淋止痛。

【主治】热淋，石淋，血淋，膏淋，尿道涩痛。

**联想记忆**

海金沙=海边金色的沙子，拎桶（淋痛）去装海边金色的沙子，身上又热又湿（清热利湿）。

多种淋证（热淋，石淋，血淋，膏淋）+止痛=海金沙。

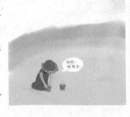

## 第三组：血淋

### 石韦

【功效】利尿通淋，清肺止咳，凉血止血。

【主治】1.热淋，血淋，石淋，小便不通，淋漓涩痛。

2.肺热喘咳。

3.血热出血。

两只（凉血止血）十尾（石韦）鸟（利尿通淋）在飞（清肺止咳）。

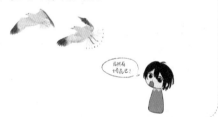

## 第四组：膏淋

### 萆薢

【功效】利湿去浊，祛风除痹。

【主治】1.膏淋，白浊，白带过多。

2.风湿痹痛，关节不利，腰膝疼痛。

在湿浊（利湿去浊）的水里摘萆薢得了风湿（祛风除痹）。

浊萆薢（一字记忆法，浊萆薢对应萆薢利湿去浊的功效及用于膏淋、白浊的临床应用）。

# 第三节　利湿退黄药

## 茵陈

【功效】清利湿热，利胆退黄。

【主治】1.黄疸尿少。

2.湿温暑湿。

3.湿疮瘙痒。

茵陈湿热（清利湿热）黄疸（利胆退黄）。

黄茵陈（一字记忆法，黄茵陈→退黄→阴黄、阳黄）。

# 金钱草

【功效】利湿退黄，利尿通淋，解毒消肿。

【主治】1. 湿热黄疸，胆胀胁痛。

2. 石淋，热淋，小便涩痛。

3. 痈肿疔疮，蛇虫咬伤。

**联想记忆**

皇陵（黄淋）独种（毒肿）金钱草（黄淋—利湿退黄、利尿通淋，毒肿—解毒消肿）。

# 虎杖

【功效】利湿退黄，清热解毒，散瘀止痛，化痰止咳，泻热通便。

【主治】1. 湿热黄疸，淋浊，带下。

2. 痈肿疮毒，水火烫伤，毒蛇咬伤。

3. 经闭，癥瘕，风湿痹痛，跌打损伤。

4. 肺热咳嗽。

5. 热结便秘。

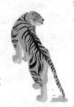

大黄（利湿退黄）虎（虎杖）被毒（清热解毒）打，瘀血肿痛（散瘀止痛），咳嗽不止（化痰止咳），泻（泻热通便）了一地。

大黄不能止咳，虎杖不能止血。

## 地耳草

【功效】利湿退黄，清热解毒，活血消肿。

【主治】1. 湿热黄疸。

2. 肺痈，肠痈，痈肿疮毒。

3. 跌打损伤。

地面湿热（利湿退黄，清热解毒），摔的耳朵瘀血肿痛（活血消肿）。

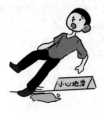

## 垂盆草

【功效】利湿退黄，清热解毒。

【主治】1. 湿热黄疸，小便不利。

2. 痈肿疮疡，咽痛，毒蛇咬伤，烧烫伤。

**联想记忆**

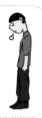

　　共性规律：草多具有清热解毒的功效。

　　由垂盆草的"垂"联想到垂头丧气，垂头丧气的时候一般事情黄了，故垂盆草具有利湿退黄的功效。

## 鸡骨草

【功效】利湿退黄，清热解毒，疏肝止痛。

【主治】1. 湿热黄疸。

2. 乳痈肿痛。

3. 胸胁不舒，胃脘胀痛。

◎

**联想记忆**

　　共性规律：草多具有清热解毒的功效。

　　黄鼠肝痛（黄鼠狼吃了鸡骨，肝痛。黄—利湿退黄，肝痛—疏肝止痛）。

# 珍珠草

【功效】利湿退黄，清热解毒，明目，消积。

【主治】1.湿热黄疸，泄痢，淋证。

2.疮疡肿毒，毒蛇咬伤。

3.目赤肿痛。

4.小儿疳积。

**联想记忆**

共性规律：草多具有清热解毒的功效。

小明（消积，明目）去看黄色（利湿退黄）的珍珠草。

## 淋证用药小结

☆ 热淋：瞿麦。

☆ 血淋：石韦。

☆ 膏淋：萆薢。

☆ 诸淋涩痛：海金沙。

☆ 石淋：金钱草、滑石、海金沙、冬葵子、鸡内金。

☆ 多治尿路结石、胆结石证：海金沙、金钱草、鸡内金、郁金。

# 第七章　温里药

第一组：回阳／助阳

## 附子

【功效】回阳救逆，补火助阳，散寒止痛。

【主治】1. 亡阳虚脱，肢冷脉微。

2. 肾阳虚衰、阳痿宫冷，虚寒吐泻、脘腹冷痛，阴寒水肿，心阳不足、胸痹冷痛，阳虚外感。

3. 寒湿痹痛。

**联想记忆**

　　父子（附子）买回洋酒（回阳救逆），生火煮羊（补火助阳），驱寒痛快（散寒止痛）。
　　性能特点对比：
　　苍耳子：上通脑顶，下行足膝，外达皮肤。
　　附子：上助心阳，中温脾阳，下温肾阳。
　　乌药：上走肺，中走脾，下达肾与膀胱。

川芎：上行头目，中开郁结，下调经水，旁通络脉。

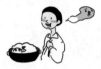

## 肉桂

【功效】补火助阳，散寒止痛，温通经脉，引火归元。

【主治】1.肾阳不足，命门火衰，阳痿宫冷，腰膝冷痛。

　　　　2.心腹冷痛，虚寒吐泻，寒疝腹痛。

　　　　3.冲任虚寒，寒凝血滞之痛经经闭，寒湿痹痛，阴疽流注。

　　　　4.肾虚作喘，虚阳上浮，眩晕目赤。

**联想记忆**

　　肉桂补元阳治痛经（补火助阳，引火归元，散寒止痛，温通经脉）。

　　温通经脉：桂枝、肉桂。

# 干姜

【功效】温中散寒，回阳通脉，温肺化饮。

【主治】1.脾胃寒证，脘腹冷痛，呕吐泄泻。

2.亡阳证，肢冷脉微。

3.寒饮喘咳。

**联想记忆**

干姜温（温中散寒）阳（回阳通脉）肺（温肺化饮）。

温肺化饮：细辛、干姜。

## 第二组：散寒止痛

# 吴茱萸

【功效】散寒止痛，降逆止呕，助阳止泻，疏肝下气。

【主治】1.寒滞肝脉，厥阴头痛，经行腹痛，寒疝腹痛，寒湿脚气肿痛。

2.脘腹胀痛，呕吐吞酸。

3.脾肾阳虚，五更泄泻。

没有采到茱萸（吴茱萸），又冷又痛（散寒止痛），呕吐拉稀（降逆止呕，助阳止泻）。

遥知兄弟登高处，遍插茱萸少一人（思乡心情不好→疏肝下气）。

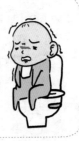

## 小茴香

【功效】散寒止痛，理气和胃。

【主治】1.寒疝腹痛，睾丸偏坠胀痛，痛经，少腹冷痛。

2.脾胃虚寒气滞，脘腹胀痛，食少吐泻。

联想记忆

冬天冷（散寒止痛）吃茴香（小茴香）饺子，很合胃口（理气和胃）。

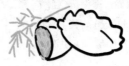

# 丁香

【功效】温中降逆，散寒止痛，温肾助阳。

【主治】1.脾胃虚寒，呃逆呕吐，食少吐泻。

2.心腹冷痛。

3.肾虚阳痿，宫冷。

丁香放在水里会因沉降作用而向下，故具有温中降逆的功效。

由丁联想到"添丁"，需要肾好，故具有温肾助阳的功效。

火锅、麻辣烫中常加入丁香作为辛香料，吃后身体暖暖的，故具有散寒止痛的功效。

# 高良姜

【功效】温中止呕，散寒止痛。

【主治】1.胃寒脘腹冷痛。

2.胃寒呕吐，嗳气吞酸。

良姜（高良姜）止呕（温中止呕）又散寒（散寒止痛）。

共性规律："见姜则温"

生姜：温中止呕

干姜：温中

高良姜：温中止呕

炮姜：温中止痛

## 胡椒

【功效】温中散寒，下气，消痰，开胃进食。

【主治】1. 胃寒呕吐，腹痛泄泻，食欲不振。

2. 癫痫痰多。

小胡（胡椒）与小韩（温中散寒）下棋（下气），笑谈（消痰）胃口好（开胃进食）。

## 荜茇

【功效】温中散寒，下气止痛。

【主治】1. 中寒脘腹冷痛，呕吐，泄泻。

2. 寒凝气滞，胸痹心痛，头痛，牙痛。

　　下星期三拔牙（下星期三——下气、散，即下气止痛，温中散寒；拔——荜茇，牙——牙痛）。

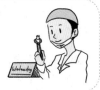

## 荜澄茄

【功效】温中散寒，行气止痛。

【主治】1. 胃寒呕逆，脘腹冷痛。

　　　　2. 寒疝腹痛。

　　　　3. 寒湿郁滞，小便浑浊。

◎

　　温暖（温中散寒）的茄子（荜澄茄）吃了不再痛（行气止痛），茄子长的像肾（寒湿郁滞，小便浑浊）使尿液澄清。

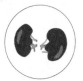

## 第三组：杀虫止痒

### 花椒

【功效】温中止痛，杀虫止痒。

【主治】1. 中寒脘腹冷痛，呕吐泄泻。

2. 虫积腹痛。

3. 湿疹，阴痒。

**联想记忆**

由花椒的"椒"联想到"椒房"，汉代皇后居住的宫殿的墙壁常会用花椒和泥混合涂抹，以保持温暖和芳香，故可推知花椒具有温中止痛的作用。

由花椒的"花"联想到"花容失色"，有虫子、阴痒时会让女子花容失色，故可推知花椒具有杀虫止痒的作用。

# 第八章  理气药

第一组：芸香科

## 陈皮

【功效】理气健脾，燥湿化痰。

【主治】1.脾胃气滞，湿阻之脘腹胀满、食少吐泻。

2.呕吐，呃逆。

3.湿痰寒痰，咳嗽痰多。

4.胸痹。

**联想记忆**

陈皮＝成熟橘皮＝功效温和＝理气健脾
二陈＝陈皮＋半夏＝燥湿化痰

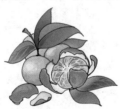

# 青皮

【功效】疏肝破气，消积化滞。

【主治】1.肝郁气滞，胸胁胀痛，疝气疼痛，乳癖乳痈。

2.食积气滞，脘腹胀痛。

3.癥瘕积聚，久疟痞块。

共性规律：色青入肝经，青皮具有疏肝的功效。

青年（青皮）人年轻气盛，脾气大（脾气大对应破气的功效，年轻气盛的"盛"谐音"剩"，即为多余的未消化的，因此可推知青皮具有消积化滞的功效）。

陈皮和青皮的区别：一老一嫩（青皮多是未成熟采收，陈皮多在成熟时采收），一高一低（陈皮行气部位在脾肺，青皮在肝胆胃），一缓一峻（青皮效果较猛，称为破气）。

# 枳实

【功效】破气消积，化痰散痞。

【主治】1.积滞内停，痞满胀痛，泻痢后重，大便不通。

2.痰阻气滞，胸痹，结胸。

3.脏器下垂。

## 佛手

【功效】疏肝理气，和中止痛，燥湿化痰。

【主治】1.肝胃气滞，胸胁胀痛。

2.脾胃气滞，胃脘痞满，食少呕吐。

3.咳嗽痰多。

## 香橼

【功效】疏肝解郁，理气宽中，燥湿化痰。

【主治】1. 肝胃气滞，胸胁胀痛。

2. 脾胃气滞，脘腹痞满，呕吐噫气。

3. 痰多咳嗽。

**联想记忆**

佛手（疏肝理气止痛）压孙悟空是缘（香橼—燥湿化痰）分。

## 第二组：三焦经

## 木香

【功效】行气止痛，健脾消食。

【主治】1. 脾胃气滞，脘腹胀痛，食积不消，不思饮食。

2. 泻痢后重。

3. 胸胁胀痛，黄疸，疝气疼痛。

中药功效主治速查速记

**联想记忆**

共性规律：名称带"香"的中药多具有行气止痛的功效。

木香 = 不香，宝宝吃饭不香需要健脾消食。

# 香附

【功效】疏肝解郁，理气宽中，调经止痛。

【主治】1.肝郁气滞，胸胁胀痛，疝气疼痛。

2.肝郁气滞，月经不调，经闭痛经，乳房胀痛。

3.脾胃气滞，脘腹痞闷，胀满疼痛。

**联想记忆**

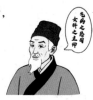

女人想富（香附）去赌（理气），跳井也痛（调经止痛）。

特殊称谓对比：
香附：气中之血药
川芎：血中之气药

气病之总司
女科之主帅

## 第三组：性温

# 沉香

【功效】行气止痛，温中止呕，纳气平喘。

【主治】1.寒凝气滞，胸腹胀闷疼痛。

2.胃寒呕吐呃逆。

3.肾虚气逆喘息。

共性规律：名称带"香"的中药多具有行气止痛的功效。

让胃气下沉即为温中止呕的功效。

让肾气下沉即为纳气平喘的功效。

## 乌药

【功效】行气止痛，温肾散寒。

【主治】1. 寒凝气滞，胸腹胀痛，气逆喘急，疝气疼痛，经寒腹痛。

2. 肾阳不足，膀胱虚冷，遗尿尿频。

共性规律："以乌散寒"（名称中带"乌"的中药如川乌、附子、乌药，多具有温热的药性，故能散寒），乌为黑色，色黑入肾经，故乌药具有温肾散寒的功效。

由乌药的"乌"联想到乌烟瘴气，可推知乌药具有行气止痛的功效。

## 荔枝核

【功效】行气散结，祛寒止痛。

【主治】1.寒疝腹痛，睾丸肿痛。

2.胃脘胀痛，痛经，产后腹痛。

**联想记忆**

荔枝核气不顺（行气），打结（散结）了，又冷又痛（祛寒止痛）。

共性规律："以丸治丸"，小茴香、荔枝核等药材外形形似睾丸，故临床可用于治疗睾丸肿痛。

## 檀香

【功效】行气温中，开胃止痛。

【主治】寒凝气滞，胸膈不舒，胸痹心痛，脘腹疼痛，呕吐食少。

**联想记忆**

1. 共性规律：名称带"香"的中药多具有行气止痛的功效。

2. 闻到檀香味道温暖（温中），胃口（开胃）好了。

第四组：性寒

## 川楝子

【功效】疏肝泄热，行气止痛，杀虫。

【主治】1.肝郁化火，胸胁、脘腹胀痛，疝气疼痛。

2.虫积腹痛。

**联想记忆**

> 川妹子（川楝子）肝火旺（疏肝泄热），肚子里有蛔虫（杀虫），非常生气（行气止痛）。
>
> 共性规律：名称带"楝"的中药多具有杀虫的功效（川楝子、苦楝皮）。
>
> 脾胃气滞有寒选木香，肝郁气滞有热选川楝子。

第五组：降气

## 刀豆

【功效】温中，下气止呃，温肾助阳。

【主治】1.虚寒呃逆，呕吐。

2.肾虚腰痛。

中药功效主治速查速记

**联想记忆**

刀豆下气止呃，温肾助阳。

## 柿蒂

【功效】降气止呃。

【主治】呃逆。

**联想记忆**

由柿蒂联想到丁香柿蒂散（丁香柿蒂散主治吐泻及病后胃中虚寒，呃逆频作），故柿蒂具有降气止呃的功效。

## 第六组：其他类

## 玫瑰花

【功效】行气解郁，和血，止痛。

【主治】1.肝胃气痛，食少呕恶。

2.月经不调，经前乳房胀痛。

3.跌仆伤痛。

收到玫瑰花很开心不生气（行气解郁），但玫瑰有刺扎出血很痛（和血，止痛）。

## 梅花

【功效】疏肝和中，化痰散结。

【主治】1.肝胃气痛，郁闷心烦。

2.梅核气。

3.瘰疬疮毒。

阿梅不开心郁闷心烦（疏肝和中），得了梅核气（化痰散结）。

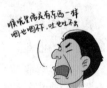

喉咙里像有东西一样咽也咽不下，吐也吐不出

## 娑罗子

【功效】疏肝理气，和胃止痛。

【主治】肝胃气滞，胸腹胀闷，胃脘疼痛。

**联想记忆**

娑罗（娑罗子）肝胃气痛（疏肝理气，和胃止痛）。

## 薤白

【功效】通阳散结，行气导滞。

【主治】1. 胸痹心痛。

2. 脘腹痞满胀痛，泻痢后重。

**联想记忆**

薤白为百合科植物小根蒜或薤的干燥鳞茎入药。

小根蒜（薤白）同样（通阳散结）有气质（行气导滞）。

## 大腹皮

【功效】行气宽中，行水消肿。

【主治】1. 湿阻气滞，脘腹胀闷，大便不爽。

2. 水肿胀满，脚气浮肿，小便不利。

大腹便便的人（大腹皮）喜欢喝汽（行气宽中）水（利水消肿）。

## 甘松

【功效】理气止痛，开郁醒脾；外用祛湿消肿。

【主治】1. 寒郁气滞，脘腹胀满，食欲不振，呕吐。

2. 脚气肿痛，牙痛。

小甘（甘松）生气胃痛（理气止痛），吃鱼皮（开郁醒脾）可消肿（祛湿消肿）。

甘→甘味入脾经→开郁醒脾。

## 九香虫

【功效】理气止痛，温中助阳。

【主治】1. 胃寒胀痛，肝胃气痛。

2. 肾虚阳痿，腰膝酸痛。

共性规律：名称带"香"的中药多具有行（理）气止痛的功效。

"九香"的谐音为"酒香"，冬天喝酒可以暖身（温中），吃虫子可以补肾阳（助阳）。

# 第九章　消食药

## 山楂

【功效】消食健胃，行气散瘀，化浊降脂。

【主治】1.肉食积滞，胃脘胀满，腹痛泄泻。

2.泻痢腹痛，疝气疼痛。

3.血瘀经闭痛经，产后瘀阻腹痛，心腹刺痛，胸痹心痛。

4.高脂血症。

**联想记忆**

红（行气散瘀）山楂消食（消食健胃）解油腻，还能降血脂（化浊降脂）。

## 六神曲

【功效】消食和胃。

【主治】饮食积滞。

**联想记忆**

表神曲（一字记忆法，神曲尤宜食滞兼外感表证者）。

# 麦芽

【功效】行气消食，健脾开胃，回乳消胀。

【主治】1.食积不化，脘腹胀满，脾虚食少。

2.乳汁郁积，乳房胀痛，妇女断乳。

3.肝郁胁痛，肝胃气痛。

**联想记忆**

炒回乳，生疏肝，消化面积（炒麦芽具有回乳的功效；生疏肝指生麦芽具有疏肝的功效，可用于肝郁胁痛，肝胃气痛等；消化面积指麦芽尤善促进淀粉性食物的消化，主治米面薯芋类饮食积滞）。

# 稻芽

【功效】消食和中，健脾开胃。

【主治】食积不消，腹胀口臭，脾胃虚弱，不饥食少。

**联想记忆**

黄稻芽（一字记忆法，色黄入脾经，黄稻芽对应健脾开胃的功效）。

# 莱菔子

【功效】消食除胀，降气化痰。

【主治】1. 饮食停滞，脘腹胀痛，大便秘结，积滞
　　　　泻痢。

　　　　2. 痰壅气逆，喘咳痰多，胸闷食少。

**联想记忆**

小莱（莱菔子）脘腹胀满吃不下饭（消食
除胀），不停喘咳（降气化痰）。


# 鸡内金

【功效】健胃消食，涩精止遗，通淋化石。

【主治】1. 食积不消，呕吐泻痢，小儿疳积。

　　　　2. 遗精，遗尿。

　　　　3. 石淋涩痛，胆胀胁痛。

**联想记忆**

鸡吃石头也没事，故鸡内金具有化石的
功效。

内金＝内精，即把精液留在体内，故鸡内
金具有涩精止遗的功效。

中药中名称带"金"的中药（海金沙、鸡
内金、金钱草、郁金）多能用于治疗淋证，故
鸡内金具有通淋的功效。

# 消食药消食特点小结

☆ 山楂：善消油腻肉食食积。

☆ 神曲：尤宜食滞兼外感表证者。

☆ 麦芽：尤善促进淀粉性食物的消化，主治米面薯芋类。

☆ 稻芽：主治米面薯芋类。

☆ 莱菔子：消食药中尤善行气消胀，治疗食积气滞。

☆ 鸡内金：广泛用于米面薯芋肉等各种食积证。

# 第十章 驱虫药

## 第一组：杀虫消积

### 使君子

【功效】杀虫，消积。

【主治】1. 蛔虫病，蛲虫病，虫积腹痛。

2. 小儿疳积。

**联想记忆**

> 君子（使君子）杀小鸡（杀虫，消积）。

### 槟榔

【功效】杀虫，消积，行气，利水，截疟。

【主治】1. 绦虫病，蛔虫病，姜片虫病，虫积腹痛。

2. 食积气滞，腹胀便秘，泻痢后重。

3. 水肿，脚气肿痛。

4. 疟疾。

**联想记忆**

> 吃槟榔的小姐姐（截疟）爱喝汽水（行气，利水）杀小鸡（杀虫，消积）。
>
> 槟榔、大腹皮来源于同一植物，二者均能行气利水。

## 雷丸

【功效】杀虫，消积。

【主治】1.绦虫病，钩虫病，蛔虫病，虫积腹痛。

2.小儿疳积。

**联想记忆**

> 打雷吓到虫（杀虫），从此记（消积）住了。
>
> 与"雷"有关的药物都霸道，雷公藤、雷丸均有毒，均能杀虫。

## 榧子

【功效】杀虫消积，润肺止咳，润肠通便。

【主治】1.钩虫病，蛔虫病，绦虫病，虫积腹痛。

2.小儿疳积。

3.肺燥咳嗽。

4.肠燥便秘。

土匪（榧子）杀鸡（杀虫消积），吃肥肠（肥—肺、润肺止咳，肠—润肠通便）。

以子杀虫7药：鸦胆子、牵牛子、川楝子、南瓜子、使君子、榧子、蛇床子。

## 鹤虱

【功效】杀虫，消积。

【主治】1.蛔虫病，蛲虫病，绦虫病，虫积腹痛。

2.小儿疳积。

会（蛔虫病）挠（蛲虫病）一条（绦虫病）虫，虱子（鹤虱）杀小鸡（杀虫，消积）。

## 芜荑

◎
中药功效主治
远
查
速
记

【功效】杀虫，消积。

【主治】1.虫积腹痛。

2.小儿疳积。

吴姨（芜荑）杀鸡（杀虫，消积）。

## 第二组：杀虫

### 苦楝皮

【**功效**】杀虫，疗癣。

【**主治**】1. 蛔虫病，蛲虫病，虫积腹痛。

2. 疥癣瘙痒。

**联想记忆**

> 　　共性规律：名称带"楝"的中药多具有杀虫的功效（川楝子、苦楝皮）。
>
> 　　共性规律："以皮治皮"，苦楝皮名称带"皮"，可用于治疗疥癣瘙痒等皮肤病，故具有疗癣的功效。

十
章
驱
虫
药

◎
137

### 南瓜子

【**功效**】杀虫。

【**主治**】绦虫病。

**联想记忆**

> 　　南瓜（南瓜子）里面有一条虫（绦虫）。

# 鹤草芽

【功效】杀虫。

【主治】绦虫病。

**联想记忆**

仙鹤（鹤草芽）爱吃绦虫（杀虫）。

仙鹤草、鹤草芽来源于同一植物，鹤草芽苦涩凉，专于杀虫，有一定的缓泻作用，不入煎剂；仙鹤草苦涩平，长于止血，又可补虚解毒截疟止痢，杀虫以阴道滴虫为主。

中药功效主治速查速记

# 第十一章　止血药

## 第一节　凉血止血药

### 小蓟

【功效】凉血止血，散瘀解毒消痈。

【主治】1. 血热吐血、衄血、尿血、血淋、便血、崩漏、外伤出血。

2. 痈肿疮毒。

**联想记忆**

小蓟、大蓟为全草类植物，草类多具有解毒的功效。

大小两只鸡（大蓟、小蓟）斗的满身瘀血痈肿（散瘀消痈）。

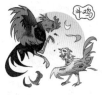

### 大蓟

【功效】凉血止血，散瘀解毒消痈。

【主治】1. 血热吐血、衄血、尿血、血淋、便血、崩漏、外伤出血。

2.痈肿疮毒。

联想记忆

　　大蓟作用偏上（咳血），小蓟作用偏下（尿血）。

## 地榆

【功效】凉血止血，解毒敛疮。

【主治】1.血热便血，痔血，血痢，崩漏。

2.水火烫伤，痈肿疮毒，湿疹。

联想记忆

　　地狱（地榆）凉凉（凉血止血），满身毒疮（解毒敛疮）。

## 槐花

【功效】凉血止血，清肝泻火。

【主治】1.血热便血，痔血，血痢，崩漏，吐血，衄血。

2.肝热目赤，头痛眩晕。

**联想记忆**

翠花上酸菜，槐花请干些活（清肝泻火）。

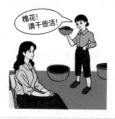

## 侧柏叶

【功效】凉血止血，化痰止咳，生发乌发。

【主治】1.吐血，衄血，咳血，便血，崩漏下血。

2.肺热咳嗽，咯痰黄稠。

3.血热脱发，须发早白。

**联想记忆**

柏叶谐音"白爷"，白爷（侧柏叶）发（生发乌发）了，买辆（凉一凉血止血）坦克（痰咳—化痰止咳）。

## 白茅根

【功效】凉血止血，清热利尿。

【主治】1.血热咳血，吐血，衄血，尿血。

2.热病烦渴，肺热咳嗽，胃热呕吐。

3.湿热黄疸，水肿尿少，热淋涩痛。

**联想记忆**

白猫（白茅根）吃了两只（凉血止血）鸟（清热利尿）。

三大根＝芦根、白茅根、苎麻根＝利尿

## 苎麻根

【功效】凉血止血，安胎，清热解毒。

【主治】1.血热出血。

2.热盛胎动不安，胎漏下血。

3.痈肿疮毒。

**联想记忆**

猪妈妈（苎麻根）怀了两只（凉血止血）崽得了尿毒症（清热解毒），血热胎动（安胎）还出血。

## 羊蹄

【功效】凉血止血，解毒杀虫，泻下通便。

【主治】1.血热出血。

2. 疥癣，疮疡，烧烫伤。

3. 热结便秘。

**联想记忆**

麻辣羊蹄（羊蹄）吃了上火流鼻血（凉血止血），拉肚子（泻下通便），最后中毒了（解毒）。

羊用蹄子踩着虫子（杀虫）。

# 第二节 化瘀止血药

## 三七

【功效】散瘀止血，消肿定痛，补虚强壮。

【主治】1. 咳血，吐血，衄血，便血，尿血，崩漏，外伤出血。

2. 血滞胸腹刺痛，跌仆肿痛。

3. 虚损劳伤。

**联想记忆**

不管三七二十一，被打的瘀血（散瘀止血）肿痛（消肿定痛）后一定要变得更加强壮（补虚强壮）。

三七：三分活血，七分止血［三七既活血（散瘀）又止血］。

## 茜草

【功效】凉血，祛瘀，止血，通经。

【主治】1.吐血，衄血，崩漏，外伤出血。

2.瘀阻经闭，风湿痹痛，跌仆肿痛。

**联想记忆**

茜字为上下结构，下面是西瓜的西字，西瓜瓜瓤为红色，红色与血相关，血瘀（祛瘀）、出血（止血）、血热（凉血）、月经（通经）。

## 蒲黄

【功效】止血，化瘀，利尿通淋。

【主治】1.吐血，衄血，咳血，崩漏，外伤出血。

2.血滞经闭痛经，胸腹刺痛，跌仆肿痛。

3.血淋涩痛。

**联想记忆**

由蒲黄联想到黄浦江，黄浦江里都是水，故可推知蒲黄具有利尿通淋的功效。

由蒲黄联想到黄埔军校，黄埔军校培养军官的训练过程中少不了跌仆肿痛，故可推知蒲黄具有止血，化瘀的功效。

## 花蕊石

【功效】化瘀止血。

【主治】1. 咳血，吐血，外伤出血。

2. 跌仆伤痛。

**联想记忆**

被花蕊石砸伤，有瘀血（化瘀止血）。

# 第三节　收敛止血药

## 白及

【功效】收敛止血，消肿生肌。

【主治】1. 咳血，吐血，外伤出血。

2. 疮疡肿毒，皮肤皲裂，烧烫伤。

**联想记忆**

及—及时止血—收敛止血。
及—肌—消肿生肌。

## 仙鹤草

【功效】收敛止血，截疟，止痢，解毒，补虚。

【主治】1. 咳血，吐血，尿血，便血，崩漏下血。

2. 疟疾寒热。

3. 血痢，久泻久痢。

4. 痈肿疮毒。

5. 阴痒带下。

6. 脱力劳伤。

**联想记忆**

我有大力（脱力劳伤，补虚）仙草丹（仙鹤草），止痢（止痢）截疟（截疟）不一般。

共性规律：草多能解毒（金钱草、地锦草、白花蛇舌草、败酱草、垂盆草、豨莶草、鱼腥草、仙鹤草、益母草等）。

既止痢又截疟的只有两只鸟：鸦（鸦胆子）、鹤（仙鹤草）。

## 紫珠叶

【功效】凉血收敛止血，散瘀解毒消肿。

【主治】1. 衄血，咳血，吐血，便血，崩漏，外伤出血。

2. 热毒疮疡，水火烫伤。

阿紫阿朱（紫珠叶）两手指（凉血收敛止血）中毒（解毒）瘀肿（散瘀消肿）。

## 棕榈炭

【功效】收敛止血。

【主治】吐血，衄血，尿血，便血，崩漏。

共性规律：炭药止血（红见黑则止），根据五行相克理论中水克火，黑属水，红属火。棕榈炭属于炭药，故能收敛止血。

## 血余炭

【功效】收敛止血，化瘀，利尿。

【主治】1.吐血，咳血，衄血，血淋，尿血，便血，崩漏，外伤出血。

2. 小便不利。

共性规律：炭药止血，血余炭为人发制成的炭化物，故能收敛止血。

血余的谐音为"鳕鱼"，鳕鱼生活在水里，故可利尿；余的谐音为"瘀"，故可化瘀。

## 藕节

【功效】收敛止血，化瘀。

【主治】吐血，咳血，衄血，尿血，崩漏。

采藕节时在池塘的淤泥里摔得满身瘀血（化瘀，止血）。

# 第四节　温经止血药

## 艾叶

【功效】温经止血，散寒止痛，调经，安胎；外用祛湿止痒。

【主治】1. 虚寒性吐血，衄血，崩漏，月经过多。

2. 少腹冷痛，经寒不调，宫冷不孕，脘腹冷痛。

3. 胎动不安，胎漏下血。

4. 皮肤瘙痒。

**联想记忆**

小艾（艾叶）宫寒月经不调（散寒止痛，调经），怀孕（安胎）时皮肤痒（祛湿止痒）。

## 炮姜

【功效】温经止血，温中止痛。

【主治】1. 阳虚失血，吐衄崩漏。

2. 脾胃虚寒，腹痛吐泻。

**联想记忆**

炮姜温止（温经止血）温止（温中止痛）。

## 灶心土

【功效】温中止血，止呕，止泻。

【主治】1. 虚寒性出血。

2. 胃寒呕吐。

3. 脾虚久泻。

**联想记忆**

灶心土温中三止（止血，止呕，止泻）。

# 第十二章
# 活血化瘀药

## 第一节　活血止痛药

### 第一组：长于活血行气止痛

### 川芎

【功效】活血行气，祛风止痛。

【主治】1. 血瘀气滞，胸痹心痛，胸胁刺痛，跌仆刺痛，月经不调，经闭痛经，癥瘕腹痛。

2. 头痛。

3. 风湿痹痛。

**联想记忆**

川芎为"血中气药"，故具有活血行气的功效。

风川芎（一字记忆法，风川芎对应祛风止痛的功效）。

## 延胡索

【功效】活血，行气，止痛。

【主治】气血瘀滞，胸胁、脘腹疼痛，胸痹心痛，
经闭痛经，产后瘀阻，跌仆肿痛。

**联想记忆**

李时珍称延胡索"能行血中之气滞，气中
血滞，故专治一身上下诸痛"，因此可推知延
胡索具有活血，行气，止痛的功效。

## 郁金

【功效】活血止痛，行气解郁，清心凉血，利胆退黄。

【主治】1. 气滞血瘀，胸胁刺痛，胸痹心痛，月经
不调，经闭痛经，乳房胀痛。

2. 热病神昏，癫痫发狂。

3. 血热吐衄，妇女倒经。

4. 肝胆湿热，黄疸尿赤，胆胀胁痛。

**联想记忆**

郁金血气心胆（血—活血止痛，气—行气
解郁，心—清心凉血，胆—利胆退黄）。

# 姜黄

【功效】活血行气，通经止痛。

【主治】1. 气滞血瘀，胸胁刺痛，胸痹心痛，痛经经闭，癥瘕，跌仆肿痛。

2. 风湿肩臂疼痛。

**联想记忆**

小姜（姜黄）跛行（活血行气）经痛（通经止痛）。

## 第二组：长于消肿生肌

# 乳香

【功效】活血定痛，消肿生肌。

【主治】1. 跌打损伤，痈肿疮疡。

2. 气滞血瘀，胸痹心痛，胃脘疼痛，痛经经闭，产后瘀阻，癥瘕腹痛，风湿痹痛，筋脉拘挛。

**联想记忆**

乳香活血定痛，没药消肿生肌（乳香、没药功效相同，均具有活血定痛，消肿生肌之功）。

# 没药

【功效】活血定痛，消肿生肌。

【主治】没药的功效主治与乳香相似，常与乳香相须为用，治疗跌打损伤、瘀滞疼痛，痈疽肿痛，疮疡溃后久不收口以及多种瘀滞痛证。

**联想记忆**

> 消肿生肌：白及、乳香、没药。

# 第三组：其他类

# 五灵脂

【功效】活血止痛，化瘀止血，解蛇虫毒。

【主治】1.瘀血阻滞诸痛证。

2.瘀滞出血证。

**联想记忆**

> 两只老鼠（五灵脂）打架出血（止血），身上肿痛有瘀血（化瘀，活血止痛）。

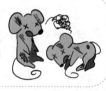

五灵脂＝三七＋解蛇虫毒［五灵脂为鼯鼠的粪便，蛇鼠一窝（解蛇虫毒）］。

## 降香

【功效】化瘀止血，理气止痛。

【主治】1. 肝郁胁痛，胸痹刺痛，跌仆伤痛。

2. 吐血，衄血，外伤出血。

3. 秽浊内阻，呕吐腹痛。

**联想记忆**

酱香味（降香）的瘀血（化瘀止血）气味闻了不痛了（理气止痛）。

# 第二节　活血调经药

## 第一组：长于通经

## 丹参

【功效】活血祛瘀，通经止痛，清心除烦，凉血消痈。

【主治】1.瘀血阻滞之月经不调，痛经经闭，产后
　　　　腹痛。

　　　　2.血瘀胸痹心痛，脘腹胁痛，癥瘕积聚，
　　　　跌打损伤，热痹疼痛。

　　　　3.疮痈肿痛。

　　　　4.心烦不眠。

**联想记忆**

　　　单身（丹参），良（凉血）
宵（消痈）心（清心除烦）痛
（通经止痛）！

## 红花

【功效】活血通经，散瘀止痛。

【主治】1.瘀血阻滞之经闭，痛经，恶露不行。

　　　　2.瘀滞腹痛，胸痹心痛，胸胁刺痛，癥瘕
　　　　痞块。

　　　　3.跌仆损伤，疮疡肿痛。

　　　　4.热郁血瘀，斑疹色暗。

◎

红花油活血（活血通经）散瘀（散瘀止痛）。

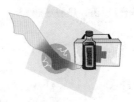

## 月季花

【功效】活血调经，疏肝解郁。

【主治】气滞血瘀，月经不调，痛经，闭经，胸胁胀痛。

联想记忆

月季花月月开，月经月月来（活血调经），长得像玫瑰，也能解肝郁（共性规律：花类解郁，看到美丽的月季花不郁闷了，故具有疏肝解郁的功效）。

## 桃仁

【功效】活血祛瘀，润肠通便，止咳平喘。

【主治】1.瘀血阻滞之经闭痛经，产后腹痛，癥瘕
　　　　痞块，跌仆损伤。

　　　2.肺痈，肠痈。

　　　3.肠燥便秘。

　　　4.咳嗽气喘。

**联想记忆**

逃人（桃仁）活（活血祛瘀），常（润肠
通便）咳喘（止咳平喘）。

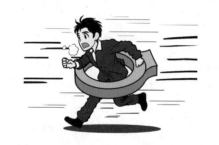

### 鸡血藤

【功效】活血补血，调经止痛，舒筋活络。

【主治】1.月经不调，痛经，闭经。

　　　2.风湿痹痛，肢体麻木，血虚萎黄。

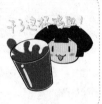

　　打鸡血（鸡血藤）补充新鲜血液（活血补血），月经恢复正常了（调经止痛）。

　　共性规律：藤类通络，鸡血藤具有舒筋活络的功效。

## 第二组：长于利水消肿

### 益母草

【功效】活血调经，利尿消肿，清热解毒。

【主治】1.瘀滞月经不调，通经经闭，恶露不尽。

　　　　2.水肿尿少。

　　　　3.跌打损伤，疮痈肿毒。

联想记忆

　　益母→对母亲有益的草→活血调经。

　　母→水母→利尿消肿。

　　共性规律：带"草"字的中药多能清热解毒。

## 泽兰

【功效】活血调经，祛瘀消痈，利尿消肿。

【主治】1. 血瘀月经不调，经闭痛经，产后瘀阻
腹痛。

2. 跌打伤痛，疮痈肿毒。

3. 水肿，腹水。

**联想记忆**

> 泽兰 = 益母草 – 清热解毒 + 祛瘀消痈

## 第三组：长于利水通淋

## 牛膝

【功效】逐瘀通经，补肝肾，强筋骨，利尿通淋，
引血下行。

【主治】1. 瘀血阻滞之经闭，痛经，胞衣不下。

2. 跌仆伤痛。

3. 腰膝酸痛，筋骨无力。

4. 淋证，水肿，小便不利。

5. 气火上逆之吐血衄血、牙痛口疮，阴虚
阳亢之头痛眩晕。

◎

膝—水—利水（尿）通淋。

膝—在人的下部—引血下行。

膝—补肝肾，强筋骨。

功效区分：肉桂—引火归元、牛膝—引火（血）下行。

膝

## 王不留行

【功效】活血通经，下乳消肿，利尿通淋。

【主治】1. 血瘀经闭，痛经，难产。

2. 产后乳汁不下，乳痈肿痛。

3. 淋证涩痛。

**联想记忆**

王不留行，留不住血、乳、尿（血—活血通经、乳—下乳消肿、尿—利尿通淋）。

### 第四组：其他类

## 凌霄花

【功效】活血通经，凉血祛风。

【主治】1. 血滞经闭，月经不调，癥瘕，产后乳肿，跌打损伤。

2. 风疹发红，皮肤瘙痒，痤疮。

**联想记忆**

凌霄花为红色，故可以活血通经。

由凌霄联想到凌霄宝殿，神话传说中凌霄宝殿在九重天，九重天凉风大，从凌霄宝殿摔下人会受到跌打损伤（凉血祛风）。

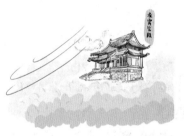

# 第三节　活血疗伤药

第一组：续筋接骨

## 土鳖虫

【功效】破血逐瘀，续筋接骨。

【主治】1.跌打损伤，筋伤骨折。

2.血瘀经闭，产后瘀阻腹痛，癥瘕痞块。

联想记忆

虫类作用猛—破瘀（破血逐瘀）。

鳖—憋住，要接骨啦！（续筋接骨）。

### 自然铜

【功效】散瘀止痛，接骨疗伤。

【主治】跌打损伤，筋伤骨折，瘀肿疼痛。

联想记忆

自然铜散瘀通（散瘀止痛），接骨疗伤最常用！

中药功效主治

远志速记

### 骨碎补

【功效】活血疗伤止痛，补肾强骨；外用消风祛斑。

【主治】1.跌仆闪挫，筋骨折伤。

2.肾虚腰痛，筋骨痿软，耳鸣耳聋，牙齿

松动，久泻。

3. 斑秃，白癜风。

骨头碎（骨碎补）了出血好痛（活血疗伤止痛）。

"骨"和"补"可联想到肾主骨，补骨即补肾（补肾强骨）。

补骨皆强骨消斑（骨碎补与补骨脂均具有补肾强骨、消风祛斑的功效）。

## 第二组：兼止血

### 血竭

【功效】活血定痛，化瘀止血，生肌敛疮。

【主治】1. 跌打损伤，心腹瘀痛。

2. 外伤出血。

3. 疮疡不敛。

1. 血竭—血结—化瘀止血。

2. 结痂—生肌敛疮。

# 儿茶

【功效】活血止痛，止血生肌，收湿敛疮，清肺
化痰。

【主治】1.跌仆伤痛。

2.外伤出血，吐血衄血。

3.疮疡不敛，湿疹，湿疮，牙疳，下疳，
痔疮。

4.肺热咳嗽。

**联想记忆**

儿→儿童（痛）→活血止痛。

茶→茶有鞣质，可以收敛→收湿敛疮，止
血生肌。

儿茶→小儿喝的茶，小儿易患肺热咳嗽→
清肺化痰。

# 刘寄奴

【功效】散瘀止痛，疗伤止血，破血通经，消食
化积。

【主治】1.跌打损伤，瘀滞肿痛，外伤出血。

2.血瘀经闭，产后瘀滞腹痛。

3.食积腹痛，赤白痢疾。

刘—"流"—流血—散瘀止痛、破血通经。

寄—"积"—食积—消食化积。

奴—奴隶—奴隶被毒打出血—疗伤止血。

## 第三组：其他类

### 马钱子

【功效】通络止痛，散结消肿。

【主治】1.跌打损伤，骨折肿痛。

2.风湿顽痹，麻木瘫痪。

3.痈疽疮毒，咽喉肿痛。

马钱子 = 马前站着小伙子。

站在马前的小伙子被马踢了，浑身痛（通络止痛），皮肤肿胀（散结消肿）。

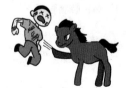

# 苏木

【功效】活血祛瘀，消肿止痛。

【主治】1.跌打损伤，筋伤骨折，瘀滞肿痛。

2.血滞经闭痛经，产后瘀阻，胸腹刺痛，痈疽肿痛。

**联想记忆**

小苏（苏木）与人打架满身瘀血（活血祛瘀）肿痛（消肿止痛）。

# 第四节　破血消癥药

## 第一组：长于行气

### 莪术

【功效】破血行气，消积止痛。

【主治】1.癥瘕痞块，瘀血经闭，胸痹心痛。

2.食积气滞，脘腹胀痛。

**联想记忆**

三鹅（三棱、莪术）破（破血行气）鸡（消积止痛）。

# 三棱

【功效】破血行气，消积止痛。

【主治】三棱所治的病证与莪术相同，二者相须为
　　　　用。但三棱偏于破血，莪术偏于破气。

## 第二组：破血消癥

### 水蛭

【功效】破血通经，逐瘀消癥。

【主治】1.血瘀经闭，癥瘕痞块。

　　　　2.中风偏瘫，跌打损伤，瘀滞心腹疼痛。

**联想记忆**

虫类作用猛—破血逐瘀。

### 虻虫

【功效】破血逐瘀，消癥散积。

【主治】1.血瘀经闭，癥瘕痞块。

　　　　2.跌打损伤，瘀滞肿痛。

### 斑蝥

【功效】破血逐瘀，散结消癥，攻毒蚀疮。

【主治】1.癥瘕，瘀滞经闭。

2. 顽癣，赘疣，瘰疬，痈疽不溃，恶疮
死肌。

**联想记忆**

虫类作用猛—破血逐瘀。

斑蝥有大毒，故可以毒攻毒，具有攻毒蚀
疮的功效。

## 穿山甲

【功效】活血消癥，通经下乳，消肿排脓，搜风通络。

【主治】1.血滞经闭，癥瘕。

2. 产后乳汁不通。

3. 痈肿疮毒，瘰疬。

4. 风湿痹痛，中风瘫痪，麻木拘挛。

**联想记忆**

穿山甲穿的是血、乳、脓（血—活血消
癥、乳—通经下乳、脓—消肿排脓）。

共性规律：虫类搜风，故穿山甲具有搜风
通络的功效。

# 第十三章 化痰止咳平喘药

## 第一节 温化寒痰药

### 第一组：燥湿化痰

#### 半夏

【功效】燥湿化痰，降逆止呕，消痞散结。

【主治】1. 湿痰寒痰，咳喘痰多，痰饮眩悸，风痰眩晕，痰厥头痛。

2. 胃气上逆，呕吐反胃。

3. 胸脘痞闷，梅核气。

4. 痈疽肿毒，瘰疬痰核，毒蛇咬伤。

**联想记忆**

半夏与陈皮为二陈汤的重要组成药物，故均具有燥湿化痰的功效。

半夏谐音"半虾"，吃了半生不熟的虾会呕吐反胃，故具有降逆止呕的功效。

半夏外形圆圆的像结块，故具有消痞散结的功效。

## 天南星

【功效】燥湿化痰，祛风止痉，散结消肿。

【主治】1. 顽痰咳喘，胸膈胀闷。

　　　　2. 风痰眩晕，中风痰壅，口眼㖞斜，半身不遂，癫痫，惊风，破伤风。

　　　　3. 痈肿，瘰疬痰核，蛇虫咬伤。

**联想记忆**

半夏与天南星均来源于天南星科，故均具有燥湿化痰的功效。

夜晚满天星星（天南星），风景（风痉—祛风止痉）好。

天南星外形圆圆的像结块，故具有散结消肿的功效。

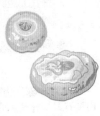

# 白附子

【功效】燥湿化痰，祛风定惊，止痛，解毒散结。

【主治】1. 中风痰壅，口眼㖞斜，语言謇涩，惊风癫痫，破伤风。

2. 痰厥头痛，偏正头痛。

3. 瘰疬痰核，毒蛇咬伤。

**联想记忆**

白家父子（白附子）在风（祛风痰）中受到惊吓（定惊），中毒了（解毒散结），头痛不已（止痛）。

临床应用对比：

半夏（脾胃肺）：脏腑之痰。

天南星（肺肝脾）：经络之痰。

白附子（胃肝）：头面风痰。

芥子（肺）：皮里膜外之痰。

## 第二组：皮里膜外之痰

# 芥子

【功效】温肺豁痰利气，散结通络止痛。

【主治】1. 寒痰咳喘，悬饮胸胁胀痛。

2. 痰滞经络，关节麻木疼痛，痰湿流注，阴疽肿毒。

芥子善除皮里膜外及经络之痰，故具有温肺豁痰的功效。

芥子为制备芥末的原料，芥末吃了之后鼻涕眼泪都通了，因此具有通利之性，有利气散结，通络止痛的功效。

## 第三组：降气化痰

### 旋覆花

【功效】降气，消痰，行水，止呕。

【主治】1. 风痰咳嗽，痰饮蓄结，胸膈痞闷，喘咳痰多。

2. 呕吐噫气，心下痞硬。

诸花皆升，旋覆独降（旋覆花不同于其他多数花类中药有上升的作用趋向，它的药性趋降），因此具有降气，消痰的功效。

由"覆"联想到"覆水难收"（行水），"覆"的同音字为"腹"，腹部呕吐噫气，故具有止呕的功效。

# 白前

【功效】降气，祛痰，止咳。

【主治】肺气壅实，咳嗽痰多，胸满喘急。

在百草园前（白前）气的咳嗽又吐痰（降气，止咳，祛痰）。

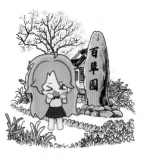

第四组：其他类

# 皂荚

【功效】祛痰开窍，散结消肿。

【主治】1. 中风口噤，昏迷不醒，癫痫痰盛，关窍
不通，痰阻喉痹。

◎

2.顽痰喘咳，咳痰不爽。

3.大便燥结。

4.痈肿。

由"皂"联想到"香皂"，香皂具有芳香气味，芳香开窍，故皂荚具有祛痰开窍的功效。

"荚"同音为"夹"，肿结被夹掉，故皂荚具有散结消肿的功效。

## 猫爪草

【功效】化痰散结，解毒消肿。

【主治】1.瘰疬痰核。

2.疔疮肿毒，蛇虫咬伤。

被猫抓（猫爪草）伤口肿了要解毒消炎（解毒消肿）。

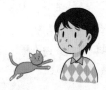

# 第二节　清化热痰药

## 第一组：2个贝母

### 川贝母

【功效】清热润肺，化痰止咳，散结消痈。

【主治】1. 肺热燥咳，干咳少痰，阴虚劳嗽，痰中带血。

　　　　2. 瘰疬，疮毒，乳痈，肺痈。

**联想记忆**

　　川贝母色白，鳞茎入药为球形（白→入肺经→清热润肺，化痰止咳；球形→像结节→散结消痈）。

### 浙贝母

【功效】清热化痰止咳，解毒散结消痈。

【主治】1. 风热咳嗽，痰火咳嗽。

　　　　2. 瘰疬，瘿瘤，疮毒，肺痈，乳痈。

**联想记忆**

　　川贝母重在"润"（润肺），浙贝重在"泄"（清热解毒）。

## 第二组：3个"竹"

### 竹茹

【功效】清热化痰，除烦，止呕。

【主治】1.痰热咳嗽，胆火夹痰，惊悸不宁，心烦失眠。

2.中风痰迷，舌强不语。

3.胃热呕吐，妊娠恶阻，胎动不安。

**联想记忆**

"茹"字为上下结构，有一个女字，女性在怀孕（安胎）的时候会呕吐（止呕），易烦躁不安（除烦）。

### 竹沥

【功效】清热豁痰，定惊利窍。

【主治】1.痰热咳喘。

2.中风痰迷，惊痫癫狂。

**联想记忆**

把竹子里的热痰沥除去（竹沥，清热豁痰），避免吓到人（定惊利窍）。

## 天竺黄

【功效】清热豁痰，清心定惊。

【主治】1.热病神昏，中风痰迷。

2.小儿痰热惊痫、抽搐、夜啼。

**联想记忆**

去天竺（天竺黄）取经，需豁（清热豁痰）达心定（清心定惊）！

## 第三组：5个"海"

### 海藻

【功效】消痰软坚散结，利水消肿。

【主治】1.瘿瘤，瘰疬，睾丸肿痛。

2.痰饮水肿。

### 昆布

【功效】消痰软坚散结，利水消肿。

【主治】1.瘿瘤，瘰疬，睾丸肿痛。

2.痰饮水肿。

## 海蛤壳

【功效】清热化痰，软坚散结，制酸止痛；外用收湿敛疮。

【主治】1.痰火咳嗽，胸胁疼痛，痰中带血。

2.瘰疬，瘿瘤，痰核。

3.胃痛吞酸。

4.湿疹，烧烫伤。

## 海浮石

【功效】清肺化痰，软坚散结，利尿通淋。

【主治】1.痰热咳喘。

2.瘰疬，瘿瘤。

3.血淋，石淋。

**联想记忆**

> 海浮石 = 海浮淋→利尿通淋。
> 海水清凉有咸味→清肺化痰，软坚散结。

## 瓦楞子

【功效】消痰化瘀，软坚散结，制酸止痛。

【主治】1.顽痰胶结，黏稠难咯。

2.瘿瘤，瘰疬。

3.癥瘕痞块。

4.胃痛泛酸。

**联想记忆**

> 瓦楞子也是贝壳，来自海里（软坚散结），贝壳主要成分为碳酸钙能中和胃酸（制酸止痛）。
> 消痰7药：旋覆花，威灵仙，瓦楞子，礞石，昆布，海藻，白矾（花仙子蒙布造反，笑谈）

## 第四组："节前吃瓜"组合

### 桔梗

【功效】宣肺，祛痰，利咽，排脓。

【主治】1. 咳嗽痰多，咯痰不爽，胸闷不畅。

2. 咽痛音哑。

3. 肺痈吐脓。

**联想记忆**

桔梗的功效可概括为：病理位置（肺、咽）+病理产物（痰、脓）。

### 前胡

【功效】降气化痰，散风清热。

【主治】1. 痰热咳喘，咯痰黄稠。

2. 风热咳嗽痰多。

**联想记忆**

前前降痰胡风热（前胡与白前均具有降气化痰的功效，前胡还能散风清热）。

共性规律："前化痰"[中药名称中带"前"的中药如车前子、白前、前胡均能化（祛）痰]。

## 瓜蒌

【功效】清热涤痰，宽胸散结，润燥滑肠。

【主治】1.肺热咳嗽，痰浊黄稠。

2.胸痹心痛，结胸痞满。

3.肺痈，肠痈，乳痈。

4.大便秘结。

**联想记忆**

瓜蒌仁富含油脂—润燥滑肠。

瓜蒌是中空的—心很宽—宽胸散结。

涤瓜蒌（一字记忆法，对应瓜蒌清热涤痰的功效）。

## 第五组：其他类

## 胖大海

【功效】清热润肺，利咽开音，润肠通便。

【主治】1.肺热声哑，咽喉干痛，干咳无痰。

2.热结便秘，头痛目赤。

**联想记忆**

小胖（胖大海）肺热声哑（清热润肺，利咽开音），喝了胖大海拉大便（润肠通便）。

# 黄药子

【功效】化痰散结消瘿，清热凉血解毒。

【主治】1.瘿瘤。

2.疮疡肿毒，咽喉肿痛，毒蛇咬伤。

**联想记忆**

黄药子的入药部位为块茎，外形圆圆的像瘿瘤，故具有化痰散结消瘿的功效。

黄药师热血又狠毒（黄药师—黄药子，热血—清热凉血，狠毒—解毒）。

# 礞石

【功效】坠痰下气，平肝镇静。

【主治】1.顽痰胶结，咳逆喘急。

2.癫痫发狂，烦躁胸闷，惊风抽搐。

**联想记忆**

坠礞石（一字记忆法，突出礞石坠痰的功效）。

蒙住眼睛吓不着肝（下气、平肝、镇静）。

# 第三节　止咳平喘药

## 第一组："百花紫"组合

### 百部

【功效】润肺下气止咳，杀虫灭虱。

【主治】1. 新久咳嗽，肺痨咳嗽，顿咳。

　　　　2. 头虱，体虱，疥癣，蛲虫病，阴痒。

### 紫菀

【功效】润肺下气，化痰止咳。

【主治】痰多喘咳，新久咳嗽，劳嗽咳血。

### 款冬花

【功效】润肺下气，止咳化痰。

【主治】新久咳嗽，喘咳痰多，劳嗽咳血。

**联想记忆**

> 百部紫菀款冬花，润肺止咳百部杀（百部紫菀款冬花三药均具有润肺下气，止咳的功效，百部还能杀虫灭虱）。

# 第二组：润肠通便

## 苦杏仁

【功效】降气止咳平喘，润肠通便。

【主治】1.咳嗽气喘，胸满痰多。

2.肠燥便秘。

**联想记忆**

吃苦杏仁止咳（降气止咳平喘）还通便（润肠通便）。

## 紫苏子

【功效】降气化痰，止咳平喘，润肠通便。

【主治】1.痰壅气逆，咳嗽气喘。

2.肠燥便秘。

**联想记忆**

苦杏仁 + 活血祛瘀 - 降气 = 桃仁
苦杏仁 + 化痰 = 紫苏子

# 第三组："白亭子"组合

## 桑白皮

【功效】泻肺平喘，利水消肿。

【主治】1. 肺热喘咳。

2. 水肿胀满尿少，面目肌肤浮肿。

**联想记忆**

白—入肺经—泻肺平喘。

共性规律：以皮利水（五加皮、香加皮、桑白皮）—利水消肿。

## 葶苈子

【功效】泻肺平喘，利水消肿。

【主治】1. 痰涎壅肺，喘咳痰多，胸胁胀满，不得平卧。

2. 水肿，胸腹积水，小便不利。

# 第四组："枇杷果"组合

## 枇杷叶

【功效】清肺止咳，降逆止呕。

【主治】1. 肺热咳嗽，气逆喘急。

2. 胃热呕吐，哕逆，烦热口渴。

◎

185

　　生姜枇杷两小口，既能止咳又止呕（止咳、止呕）。

　　功效对比：

　　生姜：温肺、温中。

　　枇杷：清肺、降逆。

## 白果

【功效】敛肺定喘，收涩止带，缩尿。

【主治】1.喘咳气逆，痰多。

　　　　2.带下，白浊，遗尿尿频。

　　鸟带白果飞［联系植物种子的传播过程，白果种子的传播依靠鸟带着飞翔。鸟—尿（缩尿），带—收涩止带，飞—肺（敛肺定喘）］。

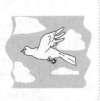

中药功效主治
远查远记

## 第五组：其他类

## 马兜铃

【功效】清肺降气，止咳平喘，清肠消痔。

【主治】1. 肺热咳喘，痰中带血。

2. 肠热痔血，痔疮肿痛。

**联想记忆**

兜（马兜铃）里非常轻（清肺降气，清肠消痔），谈话客串（止咳平喘）。

## 矮地茶

【功效】化痰止咳，清利湿热，活血化瘀。

【主治】1. 新久咳嗽，喘满痰多。

2. 湿热黄疸。

3. 瘀阻经闭，风湿痹痛，跌打损伤。

**联想记忆**

1. 矮地茶生长在山间，山间湿气大，日照充足→清利湿热。

2. 采摘矮地菜时从山间摔下瘀血肿痛→活血化瘀。

3. 矮地茶泡水喝可以化痰止咳。

## 洋金花

【功效】平喘止咳，解痉定痛。

【主治】1. 哮喘咳嗽。

2. 小儿慢惊风，癫痫。

3. 脘腹冷痛，风湿痹痛。

4. 外科麻醉。

**联想记忆**

金花仙子（洋金花）常常咳嗽（平喘止咳），严重时会抽风且表情痛苦（解痉定痛），治疗时需麻醉（可用于外科麻醉）。

# 第十四章　安神药

## 第一节　重镇安神药

### 朱砂

【功效】清心镇惊，安神，明目，解毒。

【主治】1.心神不宁，心悸易惊，失眠多梦。

2.癫痫发狂，小儿惊风。

3.视物昏花。

4.口疮，喉痹，疮疡肿毒。

**联想记忆**

小朱（朱砂）心神不宁（清心镇惊）难以闭目（明目）安神（安神），需解毒（解毒）。

### 磁石

【功效】镇惊安神，平肝潜阳，聪耳明目，纳气平喘。

【主治】1.心神不宁，惊悸，失眠。

2.肝阳上亢，头晕目眩。

3. 视物昏花，耳鸣耳聋。

4. 肾虚气喘。

凭聪明拿起磁石 [凭—平（平
肝潜阳），聪明—聪耳明目，拿
起—纳气（纳气平喘）]。

# 龙骨

【功效】镇惊安神，平肝潜阳，收敛固涩。

【主治】1. 心神不宁，心悸失眠，惊痫癫狂。

2. 肝阳上亢，头晕目眩。

3. 正虚滑脱诸证。

4. 湿疮痒疹，疮疡久溃不敛。

**联想记忆**

龙骨为古代大型哺乳动物象类、犀类、鹿类、牛类等骨骼的化石，这些大型哺乳动物生前吓人，入药后可以镇惊安神。

由"龙"联想到"潜龙勿用"，可推知龙骨具有平肝潜阳的功效。

龙骨质地坚硬，临床使用常使用煅龙骨，煅龙骨经过炮制质地酥脆形似粉末，故可收敛固涩。

# 琥珀

【功效】镇惊安神，活血散瘀，利尿通淋。

【主治】1.心神不宁，心悸失眠，惊风，癫痫。

2.血滞经闭痛经，心腹刺痛，癥瘕积聚。

3.淋证，癃闭。

**联想记忆**

琥珀的谐音为"虎扑"，老虎扑向人非常可怕需镇惊安神，虎爪锋利抓的人满身瘀血（活血散瘀），吓尿了（利尿通淋）。

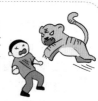

# 第二节　养心安神药

# 酸枣仁

【功效】养心补肝，宁心安神，敛汗，生津。

【主治】1.虚烦不眠，惊悸多梦。

2.体虚多汗。

3.津伤口渴。

　　睡不着（宁心安神）去摘酸枣仁补补（养心补肝），摘酸枣仁出了很多汗（敛汗），很口渴（生津）。

## 柏子仁

【功效】养心安神，润肠通便，止汗。

【主治】1.阴血不足，虚烦失眠，心悸怔忡。

　　　　2.肠燥便秘。

　　　　3.阴虚盗汗。

　　柏子仁＝柏止仁（止—止汗，仁—润肠通便）。

　　柏子仁不治津伤口渴，酸枣仁无润肠通便。

中药功效主治速查速记

## 灵芝

【功效】补气安神，止咳平喘。

【主治】1.心神不宁，失眠心悸。

　　　　2.肺虚咳喘。

　　　　3.虚劳短气，不思饮食。

> 吃了灵芝气足了（补气）不失眠了（安神），也不咳喘了（止咳平喘）。

## 首乌藤

【功效】养血安神，祛风通络。

【主治】1. 失眠多梦。

2. 血虚身痛，风湿痹痛。

3. 皮肤瘙痒。

**联想记忆**

> 首乌藤又名"夜交藤"，夜晚要养心安神才能入睡，故具有养血安神的功效。
>
> 共性规律：藤类通络，首乌藤可以祛风通络。

◎

## 合欢皮

【功效】解郁安神，活血消肿。

【主治】1. 心神不安，忿怒忧郁，失眠多梦。

2. 肺痈，疮肿。

3. 跌仆伤痛。

共性规律：以花解郁，看到美丽的合欢花不郁闷了，合欢花具有解郁安神的功效。

合欢花是红色的，与血的颜色一致，故具有活血消肿的功效。

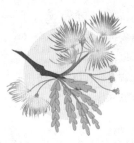

## 远志

【功效】安神益智，交通心肾，祛痰开窍，消散痈肿。

【主治】1. 心肾不交引起的失眠多梦、健忘惊悸、神志恍惚。

2. 癫痫惊狂。

3. 咳痰不爽。

4. 疮疡肿毒，乳房肿痛。

远志，可以理解为实现远大志向，需要满足三个条件：神志正常（安神益智）、好想法（祛痰开窍）、形象好（消散痈肿）。

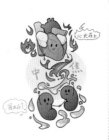

心与肾分属上焦与下焦，距离较远，因此需要交通心肾。

# 第十五章
# 平肝息风药

## 第一节 平抑肝阳药

### 第一组：4个壳

#### 石决明

【功效】平肝潜阳，清肝明目。

【主治】1.肝阳上亢，头痛眩晕。

2.目赤翳障，视物昏花，青盲雀目。

联想记忆

石决明是贝壳类入药→介类潜阳［指介类（软体动物的贝壳）药大多具有平定、潜降上亢之肝阳作用，适用于肝阳上亢证］→平肝潜阳。

石决（石决明）平（平肝潜阳），清肝明（清肝明目）。

## 珍珠母

【功效】平肝潜阳，安神定惊，明目退翳。

【主治】1.肝阳上亢，头痛眩晕。

2.心神不宁，惊悸失眠。

3.目赤翳障，视物昏花。

**联想记忆**

珍珠母是贝壳类入药→介类潜阳→平肝潜阳。

母→孩子在母亲怀抱里可以安心睡觉→安神定惊。

珍珠圆圆的像眼睛一样→明目退翳。

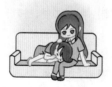

## 牡蛎

【功效】潜阳补阴，重镇安神，软坚散结，收敛固涩，制酸止痛。

【主治】1.肝阳上亢，眩晕耳鸣。

2.心神不宁，惊悸失眠。

3.瘰疬痰核，癥瘕痞块。

4.自汗盗汗，遗精滑精，崩漏带下。

5.胃痛吞酸。

**联想记忆**

蛎→厉鬼，吓人→重镇安神。

牡蛎是软体动物→软坚散结。

贝壳煅烧后很干燥，含碳酸钙→收敛固涩、制酸止痛。

牡蛎生活在深海里，采收牡蛎需要潜入深海，吃牡蛎能滋补→潜阳补阴。

## 紫贝齿

【功效】平肝潜阳，镇惊安神，清肝明目。

【主治】1.肝阳上亢，头晕目眩。

2.惊悸失眠

3.目赤翳障，目昏眼花。

中药功效主治速查速记

**联想记忆**

紫贝齿是贝壳类入药→介类潜阳→平肝潜阳。

贝贝的牙齿变紫了（紫贝齿），吓得睡不着（镇惊安神），眼睛睁得大大的（清肝明目）。

## 第二组：1 块石头

### 代赭石

【功效】平肝潜阳，重镇降逆，凉血止血。

【主治】1. 肝阳上亢，眩晕耳鸣。

2. 呕吐，嗳气，呃逆。

3. 气逆喘息。

4. 血热吐衄，崩漏下血。

**联想记忆**

贝壳、石头类中药多能平肝潜阳。

赭石中的"赭"字中含"赤"字，赤为红色，红色入血→凉血止血。

药材质地重→重镇降逆。

## 第三组：2 个植物

### 刺蒺藜

【功效】平肝疏肝，活血祛风，明目，散风止痒。

【主治】1. 肝阳上亢，头痛眩晕。

2. 肝郁气滞，胸胁胀痛，乳闭胀痛。

3. 风热上攻，目赤翳障。

4. 风疹瘙痒，白癜风。

　　两肝（平肝疏肝）两风（祛风，散风）刺蒺藜。

　　由明目蒺藜丸可推知刺蒺藜具有明目的功效。

## 罗布麻叶

【功效】平肝安神，清热利水。

【主治】1.肝阳眩晕，心悸失眠。

　　　　2.浮肿尿少。

　　萝卜（罗布麻叶）干（平肝）压出水（利水）。

# 第二节　息风止痉药

## 第一组：2个大动物

## 羚羊角

【功效】平肝息风，清肝明目，清热解毒。

【主治】1. 肝风内动，惊痫抽搐，妊娠子痫，高热痉厥，癫痫发狂。

2. 肝阳上亢，头痛眩晕。

3. 肝火上炎，目赤翳障。

4. 温热病壮热神昏，温毒发斑。

5. 痈肿疮毒。

**联想记忆**

羚羊视力好（清肝明目）奔跑如风（平肝息风）。

羚羊生活在西北苦寒之地，故具有清热解毒的功效。

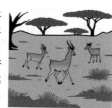

## 牛黄

【功效】凉肝息风，清心豁痰，开窍醒神，清热解毒。

【主治】1. 温热病及小儿急惊风，惊厥抽搐，癫痫发狂。

2. 热病神昏，中风痰迷。

3. 咽喉肿痛，口舌生疮，痈肿疔疮。

黄牛（牛黄）抽风（凉肝息风）不清醒（开窍醒神），痰迷心窍（清心豁痰）中毒了（清热解毒）。

功效对比：远志—祛痰开窍，牛黄—豁痰开窍。

## 第二组：1个病理产物

### 珍珠

【功效】安神定惊，明目消翳，解毒生肌，润肤祛斑。

【主治】1.惊悸失眠。

2.惊风癫痫。

3.目赤翳障。

4.口舌生疮，咽喉溃烂，疮疡不敛。

5.皮肤色斑。

珍珠美人很心安（安神定惊），眼睛好（明目消翳）皮肤好（解毒生肌），没有色斑（润肤祛斑）。

## 第三组：2个植物

### 钩藤

【功效】息风定惊，清热平肝。

【主治】1. 肝风内动，惊痫抽搐，高热惊厥。

2. 头痛眩晕。

3. 感冒夹惊，小儿惊啼。

**联想记忆**

> 钩藤→钩疼→抽筋痉挛样疼痛→息风定惊。
>
> 藤→藤椅→夏天乘凉躺在藤椅上→清热平肝。

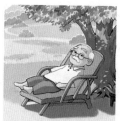

### 天麻

【功效】息风止痉，平抑肝阳，祛风通络。

【主治】1. 小儿惊风，癫痫抽搐，破伤风。

2. 肝阳上亢，头痛眩晕。

3. 手足不遂，肢体麻木，风湿痹痛。

**联想记忆**

天麻又名"定风草"，内外风都可以治，外风（祛风通络）、内风（息风止痉）。

天→天平→平抑肝阳。

## 第四组：2个无毒的小动物

### 地龙

【功效】清热定惊，通络，平喘，利尿。

【主治】1. 高热神昏，惊痫抽搐，癫狂。

2. 关节痹痛，肢体麻木，半身不遂。

3. 肺热喘咳。

4. 湿热水肿，小便不利或尿闭不通。

**联想记忆**

带地字的中药多是寒性，因此地龙可以清热。

共性规律：虫类搜风，因此地龙可以定惊。

地龙为环节动物，长条状形似经络，具有通络的功效。

地龙知雨而动，喜在阴寒潮湿土壤中活动，与水关系密切，具有利尿的功效。

龙船（喘），地龙具有平喘的功效。

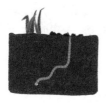

## 僵蚕

【功效】息风止痉，祛风止痛，化痰散结。

【主治】1. 肝风夹痰，惊痫抽搐，小儿急惊风，破伤风。

2. 中风口眼㖞斜。

3. 风热头痛，目赤咽痛，风疹瘙痒。

4. 瘰疬痰核，发颐疔腮。

**联想记忆**

共性规律：虫类中药多能息风止痉。

僵→僵尸，阴风阵阵→祛风止痛。

蚕（can）→痰（tan）→化痰散结。

## 第五组：2个有毒的小动物

### 全蝎

【功效】息风镇痉，通络止痛，攻毒散结。

【主治】1.肝风内动，痉挛抽搐，小儿惊风，中风口
　　　　　 喁，半身不遂，破伤风。

　　　　 2.风湿顽痹，偏正头痛。

　　　　 3.疮疡，瘰疬。

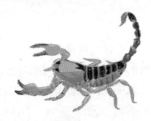

### 蜈蚣

【功效】息风镇痉，通络止痛，攻毒散结。

【主治】1.肝风内动，痉挛抽搐，小儿惊风，中风
　　　　　 口喁，半身不遂，破伤风。

　　　　 2.风湿顽痹，顽固性偏正头痛。

　　　　 3.疮疡，瘰疬，蛇虫咬伤。

共性规律：虫类中药多能息风止痉。

全蝎、蜈蚣有毒，以毒攻毒，具有攻毒散结的功效。

蜈蚣形似经络，蜇人很痛，具有通络止痛的功效。

蜈蚣 = 全蝎 + 虫蛇咬伤。

# 第十六章　开窍药

## 麝香

【功效】开窍醒神，活血通经，消肿止痛。

【主治】1. 热病神昏，中风痰厥，气郁暴厥，中恶昏迷。

2. 血瘀经闭，癥瘕，胸痹心痛，心腹暴痛，跌仆伤痛，痹痛麻木，难产死胎。

3. 痈肿，瘰疬，咽喉肿痛。

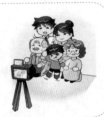

## 冰片

【功效】开窍醒神，清热止痛。

【主治】1. 热病神昏，惊厥，中风痰厥，气郁暴厥，中恶昏迷。

2. 胸痹心痛。

3. 目赤肿痛，口舌生疮，咽喉肿痛，耳道流脓。

4. 疮疡肿痛，久溃不敛，烧烫伤。

**联想记忆**

热闭神昏（开窍醒神）后敷冰片清热消肿痛（清热止痛）。

## 苏合香

【功效】开窍醒神，辟秽，止痛。

【主治】1. 中风痰厥，猝然昏倒，惊痫。

2. 胸痹心痛，胸腹冷痛。

**联想记忆**

一开（开窍醒神）一合（苏合香）可以辟秽止痛（辟秽，止痛）。

## 石菖蒲

【功效】开窍豁痰，醒神益智，化湿和胃。

【主治】1. 痰蒙清窍，神昏癫痫。

2. 健忘失眠，耳鸣耳聋。

3. 湿阻中焦，脘痞不饥，噤口下痢。

石菖→石肠（铁石心肠）→入心经→开窍豁痰。

石菖蒲常生长在水边→湿→化湿开胃。

功效对比：

石菖蒲：醒神益智

人参：安神益智

远志：安神益智

## 治疗各种闭证的药物小结

☆ 寒闭、热闭均可治：麝香。

☆ 热闭：冰片。

☆ 寒闭：苏合香。

☆ 痰闭：石菖蒲、远志。

☆ 痰火（热）闭：牛黄。

# 第十七章　补虚药

## 第一节　补气药

### 第一组："4参"

#### 人参

【功效】大补元气，复脉固脱，补脾益肺，生津养血，安神益智。

【主治】1.气虚欲脱，肢冷脉微。

2.脾虚食少，肺虚喘咳，阳痿宫冷。

3.气虚津伤口渴，内热消渴。

4.气血亏虚，久病虚羸。

5.心气不足，惊悸失眠。

**联想记忆**

人要活出精（津）气神，脾肺都要好（精—生津养血，气—大补元气，神—安神益智，脾肺—补脾益肺）！

> 单用人参浓煎服（独参汤）可用于大汗、大吐、大泻、大失血或大病、久病所致元气虚脱，气息微弱，汗出不止，脉微欲绝的危重证候→大补元气，复脉固脱。

## 西洋参

【功效】补气养阴，清热生津。

【主治】1.气阴两脱证。

2.气虚阴亏，虚热烦倦，咳喘痰血。

3.气虚津伤，口燥咽干，内热消渴。

**联想记忆**

> 西洋参，南沙参，山药，黄精（西南黄山养气阴）四味药材均为气阴双补的中药，故西洋参具有补气养阴的功效。
> 洋与水相关，水属阴且性寒凉，故具有清热生津的功效。

## 党参

【功效】补脾益肺，养血生津。

【主治】1.脾肺气虚，食少倦怠，咳嗽虚喘。

2.气血不足，面色萎黄，头晕乏力，心悸

气短。

3.气津两伤，气短口渴，内热消渴。

**联想记忆**

> 党（党参）养（养血生津）育我们脾肺（补脾益肺）。

## 太子参

【功效】益气健脾，生津润肺。

【主治】1.脾虚体倦，食欲不振。

2.病后虚弱，气阴不足，自汗口渴。

3.肺燥干咳。

**联想记忆**

> 太子脾气大（益气健脾），常口渴干咳（生津润肺）。

第二组："黄山"组合

## 黄芪

【功效】补气升阳，益卫固表，利水消肿，生津养血，行滞通痹，托毒排脓，敛疮生肌。

【主治】1. 气虚乏力，食少便溏，水肿尿少，中气下陷，久泻脱肛，便血崩漏。

2. 肺气虚弱，咳喘气短。

3. 表虚自汗。

4. 内热消渴。

5. 血虚萎黄，气血两虚。

6. 气虚血滞，半身不遂，痹痛麻木。

7. 气血亏虚，痈疽难溃，久溃不敛。

**联想记忆**

　　黄芪升阳（补气升阳）固汗（益卫固表），利水（利水消肿）生津血（生津养血），通痹（行滞通痹）托毒疮（托毒排脓，敛疮生肌）。

## 山药

【功效】益气养阴，补脾肺肾，涩精止带。

【主治】1. 脾虚食少，大便溏泄，白带过多。

2. 肺虚喘咳。

3. 肾虚遗精，带下，尿频。

4. 虚热消渴。

　　西洋参，南沙参，山药，黄精（西南黄山养气阴）四味药材均为气阴双补的中药，故山药具有益气养阴的功效。

　　新鲜山药有黏液，像精液、白带，故具有涩精止带的功效。

　　新鲜山药外观为黄色皮（色黄入脾经）、黑色点（色黑入肾经）、白色肉（色白入肺经），故山药具有补脾肺肾的功效。

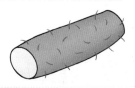

## 第三组："2白"

### 白术

【功效】益气健脾，燥湿利水，止汗，安胎。

【主治】1. 脾气虚弱，食少倦怠，腹胀泄泻，痰饮病眩晕心悸，水肿，带下。

　　　　2. 气虚自汗。

　　　　3. 脾虚胎动不安。

**联想记忆**

喊 白猪 一起 抬水
[喊—汗（止汗），白猪—
白术，一起—益气健
脾，抬—安胎，水—燥湿
利水]。

苍术与白术的共同
功效：燥湿健脾。

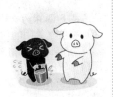

## 白扁豆

【功效】健脾化湿，和中消暑。

【主治】1. 脾胃虚弱，食欲不振，大便溏泄，白带
过多。

2. 暑湿吐泻，胸闷腹胀。

**联想记忆**

暑天胃口不好［健脾化湿（暑多夹湿）］
吃点白扁豆解暑（和中消暑）。

临床应用对比：

藿香不治脾虚泄泻，但治暑湿吐泻。

白扁豆既治脾虚泄泻，又治暑湿吐泻。

## 第四组："4 甜"

## 甘草

【功效】补脾益气，清热解毒，祛痰止咳，缓急止
痛，调和诸药。

【主治】1.脾胃虚弱，倦怠乏力。

2.心气不足，心悸气短，脉结代。

3.痈肿疮毒，咽喉肿痛。

4.咳嗽痰多。

5.脘腹、四肢挛急疼痛。

6.缓解药物毒性、烈性。

**联想记忆**

甘草补脾（补脾益气）解毒（清热解毒），止咳（祛痰止咳）止痛（缓急止痛）调和诸药。

此外可通过联系经典的方剂、应用或中成药加深记忆甘草的功效：四君子汤（补气健脾）、甘草绿豆煮水解救中毒（清热解毒）、复方甘草片（祛痰止咳）、芍药甘草汤（缓急止痛）、甘草又称"国老"（调和诸药）。

# 大枣

【功效】补中益气,养血安神。

【主治】1.脾虚食少,乏力便溏。

2.妇人脏躁,失眠。

**联想记忆**

大枣为红色,可联想到血→心主血→养血安神。

枣微甜,甘,能补→补中益气。

# 饴糖

【功效】补中益气,缓急止痛,润肺止咳。

【主治】1.脾胃虚寒,脘腹疼痛。

2.肺虚燥咳。

**联想记忆**

饴糖 = 甘味药〔甘能补(补中益气)、能缓(缓急止痛)〕+ 润肺止咳

# 蜂蜜

【功效】补中,润燥,止痛,解毒;外用生肌敛疮。

【主治】1.脾气虚弱,脘腹挛急疼痛。

2. 肺燥干咳。

3. 肠燥便秘。

4. 解乌头类药毒。

5. 疮疡不敛，水火烫伤。

**联想记忆**

蜂蜜味甘，能补→补中。

麻子仁丸为润下剂，方中含有蜂蜜→润燥。

喝了甘甜的蜂蜜水，不痛了→止痛。

蜂蜜可解乌头类药毒→解毒。

蜂蜜可用于疮疡不敛，水火烫伤→生肌敛疮。

## 第五组：其他类

### 刺五加

【功效】补气健脾，益肾强腰，养心安神，活血通络。

【主治】1.脾虚乏力，食欲不振，气虚浮肿。

2.肾虚腰膝酸软，小儿行迟。

3.心悸气短，失眠多梦，健忘。

4.胸痹心痛，痹痛日久，跌打肿痛。

　　五加谐音"武家（武术家）"，练武术脾气大（补气健脾），需要扎马步练稳基本功（益肾强腰），要静心才能练好（养血安神），练习武术时常有跌打损伤，需活血通络。

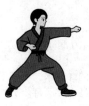

## 绞股蓝

【功效】益气健脾，化痰止咳，清热解毒。

【主治】1. 脾虚证。

　　　　2. 肺虚咳嗽。

联想记忆

　　由绞联想到古代刑罚绞刑，行绞刑前让犯人吃饱→益气健脾。

　　绞音同"交"→交谈（痰）→化痰止咳。

　　蓝→板蓝根→清热解毒。

# 红景天

【功效】益气活血，通脉平喘。

【主治】1.气虚血瘀，胸痹心痛，中风偏瘫。

2.脾肺气虚，倦怠气喘。

**联想记忆**

红景天的"红"为血的颜色，故能益气活血。

红景天生长在西藏等高海拔地区，联想到人到高原后呼吸急促→通脉平喘。

# 沙棘

【功效】健脾消食，止咳祛痰，活血散瘀。

【主治】1.脾虚食少，食积腹痛。

2.咳嗽痰多。

3.瘀血经闭，胸痹心痛，跌仆瘀肿。

**联想记忆**

酸涩的沙棘可消食（健脾消食），吃了后去四处活动（活血），可以把痰（止咳祛痰）瘀（散瘀）除去。

# 第二节 补阳药

## 第一组：三字经 / 对联类

### 鹿茸

【功效】补肾阳，益精血，强筋骨，调冲任，托疮毒。

【主治】1. 肾阳不足，精血亏虚，阳痿遗精，宫冷不孕，羸瘦，神疲，畏寒，眩晕，耳鸣耳聋。

2. 肾虚腰脊冷痛，筋骨痿软。

3. 冲任虚寒，崩漏带下。

4. 阴疽内陷不起，疮疡久溃不敛。

**联想记忆**

　　鹿茸的功效均为三个字，像三字经一样，读起来朗朗上口！
　　被称为"血肉有情之品"：鹿茸、阿胶。

### 益智仁

【功效】暖肾固精缩尿，温脾止泻摄唾。

【主治】1. 肾虚遗尿，小便频数，遗精白浊。

2. 脾寒泄泻，腹中冷痛，口多唾涎。

**联想记忆**

益智仁的功效形似一副
对联：
上联：暖肾固精缩尿
下联：温脾止泻摄唾
横批：益智仁

## 第二组："拔羊毛"组合

### 巴戟天

【功效】补肾阳，强筋骨，祛风湿。

【主治】1. 肾阳不足，阳痿遗精，宫冷不孕，月经
不调，少腹冷痛。

2. 风湿痹痛，筋骨痿软。

### 淫羊藿

【功效】补肾壮阳，强筋骨，祛风湿。

【主治】1. 肾阳虚衰，阳痿遗精，筋骨痿软。

2. 风寒湿痹，麻木拘挛。

### 仙茅

【功效】补肾阳，强筋骨，祛寒湿。

【主治】1. 肾阳不足，命门火衰，阳痿精冷，小便频数。

2. 腰膝冷痛，筋骨痿软无力。

3. 阳虚冷泻。

**联想记忆**

　　狗脊、巴戟天、淫羊藿、仙茅可组成"狗拔羊毛"组合，狗拔羊毛祛风湿，四药均具有补肾阳，强筋骨（强腰膝），祛风（寒）湿的功效。

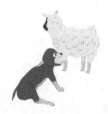

第三组："沙漠双雄"组合

## 肉苁蓉

【功效】补肾阳，益精血，润肠通便。

【主治】1. 肾阳不足，精血亏虚，阳痿不孕，腰膝酸软，筋骨无力。

2. 肠燥便秘。

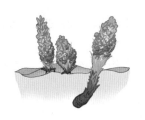

## 锁阳

【功效】补肾阳，益精血，润肠通便。

【主治】1. 肾阳不足，精血亏虚，腰膝痿软，阳痿
滑精。

2. 肠燥便秘。

**联想记忆**

肉苁蓉、锁阳并称为
"沙漠双雄"→补肾阳，益
精血。

苁蓉通便口服液→润肠
通便。

第四组："杀兔子"组合

## 沙苑子

【功效】补肾助阳，固精缩尿，养肝明目。

【主治】1. 肾虚腰痛，遗精早泄，遗尿尿频，白浊带下。

2. 肝肾不足，头晕目眩，目暗昏花。

**联想记忆**

沙和尚（沙苑子）很强壮（补肾助阳），看到妖怪眼里发光（养肝明目），狠狠出手打的妖怪吓尿了（固精缩尿）。

养肝明目：沙苑子、覆盆子、密蒙花（院子里养盆花）。

# 菟丝子

【功效】补益肝肾，固精缩尿，安胎，明目，止泻；外用消风祛斑。

【主治】1. 肝肾不足，腰膝酸软，阳痿遗精，遗尿尿频。

2. 肾虚胎漏，胎动不安。

3. 肝肾不足，目昏耳鸣。

4. 脾肾虚泻。

5. 白癜风。

**联想记忆**

　　吃兔子补肝肾（补益肝肾），兔子胆小容易尿（固精缩尿），喝水易腹泻（止泻），一年生好几窝（安胎），眼睛圆溜溜（明目）真可爱！

　　消风祛斑：菟丝子、补骨脂、骨碎补。

　　以子止泻：菟丝子、车前子（兔子拉车）。

## 第五组：补肝肾，强筋骨

### 杜仲

【功效】补肝肾，强筋骨，安胎。

【主治】1. 肝肾不足，腰膝酸痛，筋骨无力，头晕目眩。

　　　　2. 肝肾亏虚，妊娠漏血，胎动不安。

**联想记忆**

　　杜仲药材折断时断面有细密银白色富弹性的胶丝相连，形似人体的筋骨，肝主筋，肾主骨→补肝肾，强筋骨。

　　杜仲的谐音为"肚肿"，肚子肿大可知怀孕了→安胎。

# 续断

【功效】补肝肾，强筋骨，续折伤，止崩漏。

【主治】1.肝肾不足，腰膝酸软，风湿痹痛。

2.跌仆损伤，筋伤骨折。

3.肝肾不足，崩漏经多，胎漏下血，胎动不安。

**联想记忆**

续断可理解为：将断的筋骨续上→补肝肾，强筋骨，续折伤。

续断的"断"字，可以理解为崩漏续续断断→止崩漏。

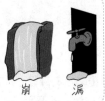

崩　　漏

## 第六组：其他类

# 紫河车

【功效】温肾补精，益气养血。

【主治】1.肾阳不足，精血亏虚，虚劳羸瘦，阳痿遗精，宫冷不孕。

2.肺肾两虚，久咳虚喘，骨蒸劳嗽。

3.气血两虚，产后乳少，面色萎黄，食少

气短。

**联想记忆**

　　紫河车为健康人的干燥胎盘，胎盘禀藏着人体先天之精，肾藏着先天之精→温肾补精。
　　胎盘供养气血→益气养血。

## 胡芦巴

【功效】温肾助阳，祛寒止痛。

【主治】1. 肾阳不足，下元虚冷，阳痿滑泄，精冷囊湿。

　　　　2. 小腹冷痛，寒疝腹痛。

　　　　3. 寒湿脚气，足膝冷痛。

**联想记忆**

　　温肾壮阳葫芦巴，祛寒止痛也用它！

## 补骨脂

【功效】补肾壮阳，固精缩尿，纳气平喘，温脾止泻；外用消风祛斑。

【主治】1. 肾阳不足，阳痿不孕，腰膝冷痛。

　　　　2. 肾虚遗精滑精，遗尿尿频。

3. 肾虚作喘。

4. 脾肾阳虚，五更泄泻。

5. 白癜风，斑秃。

**联想记忆**

补骨脂＝补固止（补＝补肾壮阳，固＝固精缩尿，止＝温脾止泻）。

纳气平喘：蛤蚧、补骨脂、磁石、沉香［戒（蛤蚧）指（补骨脂）石（磁石）沉（沉香）大海］。

补骨脂主要含有补骨脂素、异补骨脂素等呋喃香豆素类化学成分，具有光毒性，可治疗白斑病，因此外用具有消风祛斑的功效。

## 蛤蚧

【功效】补肺益肾，纳气定喘，助阳益精。

【主治】1. 肺肾不足，虚喘气促，劳嗽咳血。

2. 肾虚阳痿，遗精。

**联想记忆**

由蛤蚧联想到蛤蚧定喘丸（用于肺肾两虚，阴虚肺热所致的虚劳咳喘、气短烦热、胸满郁闷、自汗盗汗）→补肺益肾。

纳气定（平）喘：沉香、磁石、蛤蚧、补骨脂。

由蛤蚧联想到海龙蛤蚧口服液（用于肾阳不足证的阳痿）→助阳益精。

## 核桃仁

【功效】补肾，温肺，润肠。

【主治】1. 肾阳不足，腰膝酸软，阳痿遗精，小便频数。

2. 肺肾不足，虚寒喘嗽。

3. 肠燥便秘。

**联想记忆**

核桃仁非常肾 [ 核桃仁外形形似双肾，非—肺（温肺），常—肠（润肠），肾—补肾 ]。

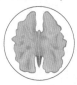

## 冬虫夏草

【功效】补肾益肺，止血化痰。

【主治】1. 肾虚精亏，阳痿遗精，腰膝酸痛。

2. 久咳虚喘，劳嗽咯血，干咳痰黏。

冬夏（冬虫夏草）沈飞（肾肺—补肾益肺）学弹（血瘀—止血化痰）（不管冬夏季节更替，沈飞都认真学习弹吉他）。

## 韭菜子

【功效】温补肝肾，壮阳固精。

【主治】1.肝肾亏虚，腰膝酸痛。

2.阳痿遗精，遗尿尿频，白浊带下。

韭菜又称"壮阳草"→壮阳固精。

韭菜又称"长生草"→要想长生，肝肾得好→温补肝肾。

中药功效主治 速查速记

## 阳起石

【功效】温肾壮阳。

【主治】肾阳亏虚，阳痿不举，宫冷不孕。

温肾壮阳阳起石。

## 紫石英

【功效】温肾暖宫，镇心安神，温肺平喘。

【主治】1.肾阳亏虚，宫冷不孕，崩漏带下。

2.惊悸不安，失眠多梦。

3.虚寒咳喘。

**联想记忆**

　　紫石英温肾（温肾暖宫）温肺（温肺平喘）镇心神（镇心安神）。

## 海狗肾

【功效】暖肾壮阳，益精补髓。

【主治】1.肾阳亏虚，阳痿精冷，精少不育。

2.肾阳衰微，心腹冷痛。

**联想记忆**

　　以肾补肾，海狗肾能暖肾壮阳。
　　肾藏着先天之精，肾主骨，骨头里面有骨髓→益精补髓。

## 海马

【功效】温肾壮阳，散结消肿。

【主治】1. 肾虚阳痿，遗精遗尿。

　　　　2. 肾虚作喘。

　　　　3. 癥瘕积聚，跌仆损伤。

　　　　4. 痈肿疔疮。

**联想记忆**

　　海马是由雄性生宝宝的神奇鱼类，生孩子肾阳得足→温肾壮阳。

　　海马具有"马头、蛇尾、瓦楞身"的鉴别特点，躯干部七棱形，尾部四棱形，质地坚硬可刺破痈肿疔疮→散结消肿。

## 哈蟆油

【功效】补肾益精，养阴润肺。

【主治】1. 病后体虚，神疲乏力，心悸失眠，盗汗。

　　　　2. 痨嗽咳血。

**联想记忆**

　　哈蟆油为林蛙雌蛙的输卵管，输卵管为生殖器官，故能补肾益精。

　　哈蟆油常与木瓜、银耳、莲子、桃胶等炖汤，善于润肺，故能养阴润肺。

# 第三节　补血药

## 第一组：养血调经

### 当归

【功效】补血活血，调经止痛，润肠通便。

【主治】1. 血虚萎黄，眩晕心悸。

2. 血虚、血瘀之月经不调，经闭痛经。

3. 虚寒腹痛，风湿痹痛，跌仆损伤痈疽疮疡。

4. 血虚肠燥便秘。

**联想记忆**

补血活血：鸡血藤、当归。
当归 = 鸡血藤 − 舒筋活络 + 润肠通便。

### 白芍

【功效】养血调经，敛阴止汗，柔肝止痛，平抑肝阳。

【主治】1. 血虚萎黄，月经不调，崩漏。

2. 自汗，盗汗。

3. 胁肋脘腹疼痛，四肢挛急疼痛。

4. 肝阳上亢，头痛眩晕。

白芍酸（酸入肝—柔肝止痛）收敛（敛阴止汗）阴阳（平抑肝阳）。

## 第二组：补血滋阴

### 熟地黄

【功效】补血滋阴，益精填髓。

【主治】1. 血虚萎黄，心悸怔忡，月经不调，崩漏下血。

2. 肝肾阴虚，腰膝酸软，骨蒸潮热，盗汗遗精，内热消渴。

3. 肝肾不足，精血亏虚，眩晕耳鸣，须发早白。

地属阴，熟地黄属于补血药→补血滋阴。

熟→做事情"熟"了，即掌握了"精髓"→益精填髓。

### 阿胶

【功效】补血，止血，滋阴润燥。

【主治】1. 血虚萎黄，眩晕心悸，肌痿无力。

2. 吐血尿血，便血崩漏，妊娠胎漏。

3. 热病伤阴、心烦不眠，虚风内动、手足瘛疭。

4. 肺燥咳嗽，劳嗽咳血。

**联想记忆**

阿胶黏手，联想收敛止血→止血。

阿胶为驴皮经煎煮、浓缩制成的固体胶，营养丰富可补血，胶原蛋白可滋润（滋阴润燥）。

功效对比：

知母：清热泻火，滋阴润燥。

阿胶：补血止血，滋阴润燥。

# 何首乌

【功效】制何首乌：补肝肾，益精血，乌须发，强筋骨，化浊降脂。生何首乌：解毒，消痈，截疟，润肠通便。

【主治】1. 血虚萎黄，眩晕耳鸣，须发早白，腰膝酸软，肢体麻木，崩漏带下。

2. 高脂血症。

3. 疮痈，瘰疬，风疹瘙痒。

4. 久疟体虚。

5. 肠燥便秘。

生首乌肠毒疟，制首乌精血须（生何首乌：润肠通便，解毒，消痈，截疟。制何首乌：益精血，乌须发）。

肾藏精，肝藏血→补肝肾，益精血。

肝主筋，肾主骨→强筋骨。

化浊降脂：山楂、制何首乌、泽泻、银杏叶、制大黄。

## 第三组：养血安神

### 龙眼肉

【功效】补益心脾，养血安神。

【主治】气血不足，心悸怔忡，健忘失眠，血虚萎黄。

小心眼（龙眼肉），归脾丸（主治心脾气血两虚之证—补益心脾），养养血，安安神（养血安神）。

# 第四节　补阴药

## 第一组：长于补肺胃阴

### 北沙参

【功效】养阴清肺，益胃生津。

【主治】1.肺热燥咳，阴虚劳嗽痰血。

2.胃阴不足，热病津伤，咽干口渴。

联想记忆

> 北方的风沙（北沙参）吸入肺（养阴清肺）让人咳嗽，咽干口渴（益胃生津）。
>
> 参类药材除了北沙参没有补气的功效，其他参类药材均有。

### 南沙参

【功效】养阴清肺，益胃生津，化痰，益气。

【主治】1.肺热燥咳，阴虚劳嗽，干咳痰黏。

2.胃阴不足，食少呕吐，气阴不足，烦热口干。

再难（南沙参）也不能叹气（痰气→化痰，益气）。

南沙参 = 北沙参 + 化痰，益气。

## 百合

【功效】养阴润肺，清心安神。

【主治】1. 阴虚燥咳，劳嗽咳血。

2. 虚烦惊悸，失眠多梦，精神恍惚。

婚礼司仪祝福新人百年好合（百合）讲的口干舌燥（养阴润肺），结了婚心就定下来了（清心安神）。

## 麦冬

○

中药功效主治

【功效】养阴润肺，益胃生津，清心除烦。

【主治】1. 肺燥干咳，阴虚劳嗽，喉痹咽痛。

2. 胃阴不足，津伤口渴，内热消渴，肠燥便秘。

3. 心阴虚及温病热扰心营，心烦失眠。

**联想记忆**

　　麦冬→脉动饮料→益胃生津。

　　麦冬有心（麦冬有木心）→清心除烦。

## 玉竹

【功效】养阴润燥，生津止渴。

【主治】1. 肺阴不足，燥热咳嗽。

　　　　2. 胃阴不足，咽干口渴，内热消渴。

**联想记忆**

　　玉竹别名葳蕤（葳蕤意为草木茂盛的样子），茂盛的草木可润燥（养阴润燥）生津（生津止渴）。

## 第二组：补肾胃脾阴

## 天冬

【功效】养阴润燥，清肺生津。

【主治】1. 肺燥干咳，顿咳痰黏，劳嗽咳血。

　　　　2. 肾阴亏虚，腰膝酸痛，骨蒸潮热。

3. 内热消渴，热病伤津，咽干口渴，肠燥
便秘。

## 石斛

【功效】益胃生津，滋阴清热。

【主治】1. 热病津伤，口干烦渴，胃阴不足，食少
干呕，病后虚热不退。

2. 肾阴亏虚，目暗不明、筋骨痿软，阴虚
火旺、骨蒸劳热。

## 黄精

【功效】补气养阴，健脾，润肺，益肾。

【主治】1. 脾胃气虚，体倦乏力，胃阴不足，口干

食少。

2. 肺虚燥咳，劳嗽咳血。

3. 精血不足，腰膝酸软，须发早白，内热
　　消渴。

**联想记忆**

　　西洋参，南沙参，山药，黄精（西南黄山
养气阴）四味药材均为气阴双补的中药，故黄
精具有补气养阴的功效。
　　补脾肺肾的中药：山药、黄精。

## 第三组：长于补肝肾阴

### 枸杞子

【功效】滋补肝肾，益精明目。

【主治】肝肾阴虚，精血不足，腰膝酸痛，眩晕耳
　　　　鸣，阳痿遗精，内热消渴，血虚萎黄，目
　　　　昏不明。

**联想记忆**

　　女贞子、墨旱莲、枸杞子可组成"女汉
（旱）子"组合，三药均具有滋补肝肾的功效。
　　共性规律：以子明目，很多种子类药物都
能以植物之精明人体之"睛"→益精明目。

# 墨旱莲

【功效】滋补肝肾，凉血止血。

【主治】1. 肝肾阴虚，牙齿松动，须发早白，眩晕
耳鸣，腰膝酸软。

2. 阴虚血热吐血、衄血、尿血、血痢、崩
漏下血，外伤出血。

**联想记忆**

墨两指［写毛笔字，墨水沾满了两个手
指。墨—墨旱莲，两指—凉止（凉血止血）］。

# 女贞子

【功效】滋补肝肾，明目乌发。

【主治】肝肾阴虚，眩晕耳鸣，腰膝酸软，须发早
白，目暗不明，内热消渴，骨蒸潮热。

**联想记忆**

恐怖片中的贞子常会用乌发盖脸遮住眼
睛→明目乌发。

# 桑椹

【功效】滋阴补血，生津润燥。

【主治】1. 肝肾阴虚，眩晕耳鸣，心悸失眠，须发早白。

2. 津伤口渴，内热消渴，肠燥便秘。

**联想记忆**

桑椹黑红色→滋阴补血。
桑椹为水果，汁水丰盈→生津润燥。

## 黑芝麻

◎

【功效】补肝肾，益精血，润肠燥。

【主治】1. 精血亏虚，头晕眼花，耳鸣耳聋，须发早白，病后脱发。

2. 肠燥便秘。

**联想记忆**

黑芝麻肝肾肠（补肝肾，润肠燥）。
肝藏血，肾藏精→益精血。

## 龟甲

【功效】滋阴潜阳，益肾强骨，养血补心，固经止崩。

【主治】1. 阴虚潮热、骨蒸盗汗，阴虚阳亢、头晕目眩，虚风内动。

2. 肾虚筋骨痿软，囟门不合。

3. 阴虚亏虚，惊悸、失眠、健忘。

**联想记忆**

乌龟潜在阴暗的地方，出了太阳再伸出头→滋阴潜阳。

龟甲可用于占卜，占卜时龟甲摔在地上也不碎，质地坚硬→益肾强骨。

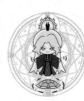

乌龟长寿心脏好→养血补心。

龟甲砂烫后质地酥脆，绷不住了→固经止崩。

## 鳖甲

【功效】滋阴潜阳，退热除蒸，软坚散结。

【主治】1. 阴虚发热、骨蒸劳热，阴虚阳亢、头晕目眩，虚风内动，手足瘛疭。

2. 经闭，癥瘕，久疟疟母。

**联想记忆**

鳖潜在阴暗的地方，出了太阳再伸出头→滋阴潜阳。

鳖，联想到热憋在骨头里面（骨蒸潮热）→退热除蒸。

鳖→瘪→让癥瘕干瘪→软坚散结。

# 第十八章　收涩药

## 第一节　固表止汗药

### 麻黄根

【功效】固表止汗。

【主治】自汗，盗汗。

联想记忆

麻黄发汗，麻黄根止汗。

### 浮小麦

【功效】固表止汗，益气，除热。

【主治】1. 自汗，盗汗。

2. 阴虚发热，骨蒸劳热。

缚小麦（浮小麦）一起（益气）出热汗（除热，止汗）。

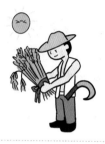

## 糯稻根

【功效】固表止汗，益胃生津，退虚热。

【主治】1. 自汗，盗汗。

2. 虚热不退，骨蒸潮热。

吃糯稻津津有味（益胃生津），午后挖糯稻根骨蒸潮热，自汗不已（退虚热，固表止汗）。

# 第二节　敛肺涩肠药

## 第一组："三子一梅"

### 五味子

【功效】收敛固涩，益气生津，补肾宁心。

【主治】1. 久咳虚喘。

2. 梦遗滑精，遗尿尿频。

3. 久泻不止。

4. 自汗，盗汗。

5. 津伤口渴，内热消渴。

6. 心悸失眠。

**联想记忆**

　　五味子虽说五味，但以酸味为主，酸能收敛固涩、生津→收敛固涩、益气生津。

　　五味→五味杂陈的生活，心情不宁静→补肾宁心。

### 五倍子

【功效】敛肺降火、止咳止汗、涩肠止泻、固精止遗、收敛止血、收湿敛疮。

【主治】1. 咳嗽，咯血。

2. 自汗，盗汗。

3. 久泻，久痢。

4. 遗精、滑精。

5. 崩漏，便血痔血。

6. 湿疮，肿毒。

**联想记忆**

　　五倍子，功效强，头敛肺（敛肺降火），尾敛疮（收湿敛疮），中间五个止，咳汗精血肠（止咳止汗、固精止遗、收敛止血、涩肠止泻）。

　　五倍子收涩范围广，但无止带作用；五味不带血，五倍不带尿。

## 诃子

【功效】涩肠止泻，敛肺止咳，降火利咽。

【主治】1. 久泻久痢，便血脱肛。

2. 肺虚喘咳，久嗽不止，咽痛音哑。

**联想记忆**

　　诃诃喘咳（敛肺止咳）拉肚子（涩肠止泻），喉咙痛（降火利咽）。

# 乌梅

【功效】敛肺，涩肠，生津，安蛔，固崩止血（炒炭）。

【主治】1.肺虚久咳。

2.久泻久痢。

3.虚热消渴。

4.蛔厥呕吐腹痛。

5.崩漏不止、便血。

**联想记忆**

去非（肺—敛肺）常（肠—涩肠）近（津—生津）的安徽（安蛔）治学（固崩止血）。

## 第二组：长于涩肠止泻

# 罂粟壳

【功效】敛肺，涩肠，止痛。

【主治】1.肺虚久咳。

2.久泻久痢，脱肛。

3.脘腹疼痛，筋骨疼痛。

**联想记忆**

罂粟壳非（肺—敛肺）常（肠—涩肠）痛（止痛）。

# 石榴皮

【功效】涩肠止泻，止血，杀虫。

【主治】1.久泻，久痢，脱肛。

2.便血，崩漏，带下。

3.虫积腹痛。

**联想记忆**

石榴皮上有虫子（杀虫），吃了石榴拉肚子（涩肠止泻）且出血不止（止血）。

# 肉豆蔻

【功效】温中行气，涩肠止泻。

【主治】1.脾胃虚寒，久泻不止。

2.胃寒气滞，脘腹胀痛，食少呕吐。

**联想记忆**

豆蔻、草豆蔻、肉豆蔻的共有功效为：温中行气。

由肉豆蔻联想到四神丸，四神丸可治五更泄→涩肠止泻。

## 赤石脂

【功效】涩肠止泻，收敛止血，生肌敛疮。

【主治】1.久泻久痢。

2.大便出血，崩漏带下。

3.疮疡久溃不敛，湿疮脓水浸淫。

**联想记忆**

赤石脂＝赤石止＝止泻（涩肠止泻）、止血（收敛止血）、止疮疡（生肌敛疮）。

## 禹余粮

【功效】涩肠止泻，收敛止血。

【主治】1.久泻，久痢。

2.便血，崩漏。

3.带下清稀。

**联想记忆**

小禹（禹余粮）拉肚子（涩肠止泻）又出血（收敛止血）。

# 第三节　固精缩尿止带药

## 山茱萸

【功效】补益肝肾，收涩固脱。

【主治】1.肝肾亏虚，眩晕耳鸣，腰膝酸痛，阳痿。

　　　　2.遗精滑精，遗尿尿频。

　　　　3.月经过多，崩漏带下。

　　　　4.大汗虚脱。

　　　　5.内热消渴。

**联想记忆**

　　茱萸谐音"侏儒"，侏儒症即矮小症，需补益肝肾。

　　山茱萸味酸，酸能收敛固脱。

◎

255

## 覆盆子

【功效】益肾固精缩尿，养肝明目。

【主治】1.肾虚不固，遗精滑精，遗尿尿频，阳痿早泄。

　　　　2.肝肾不足，目暗昏花。

覆盆，就是把尿盆翻过来，即不用起夜了，肾好了，没尿了→益肾固精缩尿。

共性规律：以子明目→养肝明目。

养肝明目：沙苑子、覆盆子、密蒙花（院子里养盆花）。

## 桑螵蛸

【功效】固精缩尿，补肾助阳。

【主治】1. 肾虚不固，遗精滑精，遗尿尿频，小便白浊。

2. 肾虚阳痿。

螳臂（桑螵蛸）当车，不自量力吓尿了（固精缩尿）。

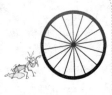

桑螵蛸为螳螂的卵鞘，卵鞘是卵的摇篮，可助其阳气生长→补肾助阳。

## 海螵蛸

【功效】收敛止血，涩精止带，制酸止痛，收湿
　　　　敛疮。

【主治】1.吐血衄血，崩漏便血，外伤出血。

　　　　2.遗精滑精，赤白带下。

　　　　3.胃痛吞酸。

　　　　4.湿疹湿疮，溃疡不敛。

**联想记忆**

　　　海螵蛸是干燥的乌贼内壳，质地疏松为粉
末状（粉末干燥能收湿敛疮），撒到伤口上能
止血（收敛止血），撒到胃里能止酸（制酸止
痛），吃到身体里能涩精止带。

## 金樱子

【功效】固精缩尿，固崩止带，涩肠止泻。

【主治】1.遗精滑精，遗尿尿频，崩漏带下。

　　　　2.久泻，久痢。

**联想记忆**

　　　金樱子专止下三路（止带、止泻、缩尿）。

# 莲子

【功效】补脾止泻，止带，益肾涩精，养心安神。

【主治】1.脾虚泄泻。

2.带下。

3.肾虚遗精滑精，遗尿尿频。

4.虚烦，心悸，失眠。

**联想记忆**

莲子、芡实固精（益肾涩精）止泻（补脾止泻）止带。

莲子有莲心，故可以养心安神。

# 芡实

【功效】益肾固精，补脾止泻，除湿止带。

【主治】1.肾虚遗精滑精，遗尿尿频。

2.脾虚久泻。

3.白浊，带下。

**联想记忆**

莲子、芡实固精（益肾涩精）止泻（补脾止泻）止带（除湿止带）。

# 刺猬皮

【功效】固精缩尿，收敛止血，化瘀止痛。

【主治】1.遗精滑精，遗尿尿频。

2.便血，痔血。

3.胃痛，呕吐。

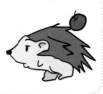

◎
259

# 椿皮

【功效】清热燥湿，收涩止带，止泻，止血。

【主治】1.赤白带下。

2.久泻久痢，湿热泻痢。

3.崩漏经多，便血痔血。

# 鸡冠花

【功效】收敛止血，止带，止痢。

【主治】1.吐血，崩漏，便血，痔血。

2.赤白带下。

3.久痢不止，赤白下痢。

联想记忆

红（收敛止血）鸡冠（鸡冠花）李（止痢）戴（止带）。

# 第十九章　涌吐药

## 常山

【功效】涌吐痰涎，截疟。

【主治】1.痰饮停聚，胸膈痞塞。

　　　　2.疟疾。

**联想记忆**

> 常山赵子龙拦截不住→截疟。
> 古有"无痰不成疟"之说→涌吐痰涎。

## 甜瓜蒂

【功效】涌吐痰食，祛湿退黄。

【主治】1.风痰、宿食停滞，食物中毒。

　　　　2.湿热黄疸。

**联想记忆**

> 食物中毒吃瓜蒂涌吐（涌吐痰食）出的宿食是黄色（祛湿退黄）的。

## 胆矾

【功效】涌吐痰涎，解毒收湿，祛腐蚀疮。

【主治】1. 风痰壅塞，喉痹，癫痫，误食毒物。

2. 风眼赤烂，口疮，牙疳。

3. 胬肉，疮疡不溃。

**联想记忆**

误食胆矾中毒吐出痰涎（涌吐痰涎），皮肤溃烂了（祛腐蚀疮），需立即解湿毒（解毒收湿）。

## 藜芦

【功效】涌吐风痰，杀虫。

【主治】1. 中风、癫痫、喉痹、误食毒物。

2. 疥癣，白秃，头虱，体虱。

**联想记忆**

风藜芦（一字记忆法，对应藜芦涌吐风痰的功效）。

藜芦有毒，以毒攻毒，故可杀虫。

# 第二十章
# 攻毒杀虫止痒药

## 雄黄

【功效】解毒杀虫，燥湿祛痰，截疟。

【主治】1. 痈肿疔疮，湿疹疥癣，蛇虫咬伤。

2. 虫积腹痛，惊痫，疟疾。

**联想记忆**

> 用雄黄毒杀（解毒杀虫）谭师姐（痰湿截—燥湿祛痰，截疟）。

## 硫黄

【功效】外用解毒疗疮，杀虫止痒；内服补火助阳通便。

【主治】1. 疥癣，秃疮，湿疹，阴疽恶疮。

2. 阳痿足冷，虚喘冷哮，虚寒便秘。

硫黄有毒→以毒攻毒→解毒疗疮。
硫黄皂可治皮肤病→杀虫止痒。
硫黄容易燃烧→补火助阳。
半硫丸可治冷秘→通便。

## 白矾

【功效】外用解毒杀虫，燥湿止痒；内服止血止泻，
　　　　祛除风痰。

【主治】1. 湿疹，疥癣，脱肛，痔疮，聤耳流脓。

　　　　2. 便血、衄血、崩漏。

　　　　3. 久泻久痢。

　　　　4. 癫痫发狂。

　　　　5. 湿热黄疸。

血（止血）泻（止泻）痰（祛除风痰）黄
（黄疸），找白矾。

内服外用功效异，外用杀虫又解毒（解毒
杀虫），燥湿又止痒（燥湿止痒）。

# 蛇床子

【功效】燥湿祛风，杀虫止痒，温肾壮阳。

【主治】1. 阴痒，疥癣，湿疹瘙痒。

2. 寒湿带下，湿痹腰痛。

3. 肾虚阳痿，宫冷不孕。

**联想记忆**

妇炎洁含蛇床子→杀虫止痒。
床→挡风，温暖→燥湿祛风、温壮肾阳。

# 土荆皮

【功效】杀虫，疗癣，止痒。

【主治】1. 体癣，手足癣，头癣。

2. 疥疮，湿疹，皮炎，皮肤瘙痒。

**联想记忆**

土荆皮有毒，以毒攻毒，故可杀虫。
复方土荆皮酊剂可用于手癣，脚癣，体癣
等→疗癣，止痒。

# 露蜂房

【功效】攻毒杀虫，祛风止痛。

◎

【主治】1. 疮疡肿毒，乳痈，瘰疬，癌肿。

2. 皮肤顽癣，鹅掌风，牙痛，风湿痹痛。

露蜂房＝露风房。

露营有虫有毒（攻毒杀虫）又有风（祛风止痛）。

## 樟脑

【功效】除湿杀虫，温散止痛，开窍辟秽。

【主治】1. 疥癣瘙痒，湿疮溃烂。

2. 跌打伤痛，牙痛。

3. 痧胀腹痛，吐泻神昏。

樟脑→樟脑丸（樟脑丸气味清香，用于防虫、防蛀、防霉）→杀虫、开窍辟秽。

樟脑为樟科植物樟的干枝、叶及根部加工提取制得的结晶→樟树多生长在温暖潮湿的南方→温散止痛、除湿。

## 蟾酥

【功效】解毒，止痛，开窍醒神。

【主治】1. 痈疽疔疮，咽喉肿痛，牙痛。

2. 中暑神昏，痧胀腹痛吐泻。

**联想记忆**

蟾蜍（蟾酥）有毒（解毒）被咬很痛（止痛）。

六神丸含蟾酥，"神"与开窍"神"相对应。

# 大蒜

【功效】解毒消肿，杀虫，止痢。

【主治】1. 痈肿疮疡，疥癣。

2. 肺痨，顿咳，痢疾，泄泻。

3. 蛲虫病，钩虫病。

**联想记忆**

大蒜销滞（消止—消肿、止痢）无人买，药铺买来杀虫解毒用。

# 第二十一章
# 拔毒化腐生肌药

## 红粉

【功效】拔毒，除脓，去腐，生肌。

【主治】痈疽疗疮，梅毒下疳，一切恶疮，肉暗紫黑，腐肉不去，窦道瘘管，脓水淋漓，久不收口。

**联想记忆**

　　红粉能做啥？拔毒顶呱呱，除脓它负责，去腐有效果，生肌乐呵呵。

## 轻粉

【功效】外用杀虫，攻毒，敛疮；内服祛痰消积，逐水通便。

【主治】1. 疥疮，顽癣，臁疮，梅毒，疮疡，湿疹。
　　　　2. 痰涎积滞，水肿鼓胀，二便不利。

轻→把痰、水肿排了，身体就变轻→祛痰消积，逐水通便。

轻粉为氯化亚汞→有毒（以毒攻毒）→杀虫，解毒。

中医外科常将轻粉与黄连末、猪胆汁调涂治疗臁疮不合→敛疮。

## 砒石

【功效】外用攻毒杀虫，蚀疮去腐；内服劫痰平喘，攻毒抑癌。

【主治】1.恶疮，瘰疬，顽癣，牙疳，痔疮。

2.寒痰哮喘。

3.癌肿。

吃了剧毒腐蚀（外用攻毒杀虫，蚀疮去腐）的砒石，咳出了寒痰（劫痰平喘），消灭了癌肿（攻毒抑癌）。

## 铅丹

【功效】外用拔毒生肌，杀虫止痒；内服坠痰镇惊。

【主治】1. 疮疡溃烂，湿疹瘙痒，疥癣。

2. 惊痫癫狂，心神不宁。

**联想记忆**

扔铅球（铅丹）杀毒虫（拔毒生肌，杀虫止痒），铅球坠落（坠痰）砸伤人，镇惊众人（镇惊）。

### 炉甘石

【功效】解毒明目退翳，收湿止痒敛疮。

【主治】1. 目赤肿痛，睑弦赤烂，翳膜遮睛，胬肉攀睛。

2. 溃疡不敛，脓水淋漓，湿疮瘙痒。

**联想记忆**

炉→炉火把水分烧干了→收湿。

炉甘石洗剂可用于治疗急性皮炎、急性湿疹、荨麻疹等急性瘙痒性皮肤病→止痒敛疮。

炉火点起来就明亮了→明目退翳。

明目退翳：蝉蜕、木贼、密蒙花、谷精草、青葙子、珍珠、炉甘石。

## 硼砂

【功效】外用清热解毒，内服清肺化痰。

【主治】1.咽喉肿痛，口舌生疮，目赤翳障。

2.痰热咳嗽。

**联想记忆**

硼砂外清热毒（清热解毒），内清肺痰（清肺化痰）。

# 单味中药总结

## 一、中药学功效/主治中的"一眼定乾坤"小结

| 功效/主治 | 中药 | 功效/主治 | 中药 |
|---|---|---|---|
| 回阳救逆 | 附子 | 托毒生肌、益卫固表 | 黄芪 |
| 安蛔 | 乌梅 | 消骨鲠 | 威灵仙 |
| 大补元气 | 人参 | 杀虫灭虱 | 百部 |
| 聪耳明目 | 磁石 | 腐蚀赘疣 | 鸦胆子 |
| 助阳化气 | 桂枝 | 目珠夜痛 | 夏枯草 |
| 胃癌、直肠癌 | 白花蛇舌草 | 白喉 | 玄参 |
| 斑疹紫黑 | 紫草 | 痰热神昏 | 牛黄 |
| 峻下冷积 | 巴豆 | 吐泻转筋 | 木瓜 |
| 拔毒去腐 | 升药 | 上半身风寒湿痹 | 羌活 |
| 阳毒发斑 | 升麻 | 下半身风寒湿痹 | 独活 |
| 斑疹色暗 | 红花 | 一身上下诸痛 | 延胡索 |
| 神昏发斑 | 连翘 | 摄唾 | 益智仁 |
| 温毒发斑 | 羚羊角 | 手足皲裂 | 白及 |
| 脱力劳伤 | 仙鹤草 | 引火归元 | 肉桂 |
| 消积健胃 | 番泻叶 | 引火下行 | 牛膝 |
| 补肺止咳 | 鹿衔草 | 化痰除痞 | 枳实 |
| 疏肝下气 | 吴茱萸 | 开郁醒脾 | 甘松 |
| 运脾消食 | 鸡内金 | 生发、乌发 | 侧柏叶 |
| 解毒、补虚 | 仙鹤草 | 宁心安神 | 景天三七 |
| 清肠疗痔 | 马兜铃 | 止带缩尿 | 白果 |

| 功效/主治 | 中药 | 功效/主治 | 中药 |
|---|---|---|---|
| 益肾强腰 | 刺五加 | 调冲任、托疮毒 | 鹿茸 |
| 补心脾 | 龙眼肉 | 养血补心 | 龟甲 |
| 除热止汗 | 浮小麦 | 温肾壮阳 | 蛇床子 |
| 膏淋、白浊 | 萆薢 | 心动悸、脉结代 | 甘草 |

## 二、"以效统药"小结

| 功效 | 中药 |
|---|---|
| 解肌 | 桂枝、葛根 |
| 通鼻窍 | 白芷、细辛、辛夷、苍耳子 |
| 升阳 | 柴胡、葛根、升麻、黄芪 |
| 化浊降脂 | 山楂、制何首乌、泽泻、银杏叶、制大黄 |
| 通络下乳 | 葱白 |
| 润肠下乳 | 冬葵子 |
| 通气下乳 | 通草 |
| 解郁下乳 | 刺蒺藜 |
| 通经下乳 | 漏芦、木通、穿山甲、王不留行 |
| 破气 | 青皮、枳实 |
| 破血 | 姜黄、三棱、莪术、水蛭、斑蝥、土鳖虫、刘寄奴 |
| 通阳散结 | 薤白、葱白 |
| 纳气平喘 | 沉香、磁石、补骨脂、蛤蚧、核桃仁、紫河车、冬虫夏草 |
| 敛肺平喘 | 五倍子、五味子、诃子、乌梅、罂粟壳、银杏叶、白果 |

| 功效 | 中药 |
|---|---|
| 续筋接骨 | 土鳖虫、骨碎补、自然铜、昆明山海棠、续断 |
| 行气安胎 | 紫苏、砂仁 |
| 清热安胎 | 黄芩、苎麻根 |
| 补气安胎 | 白术 |
| 补益肝肾，安胎 | 菟丝子、杜仲、续断、桑寄生 |
| 温经止血安胎 | 艾叶 |
| 利咽开音 | 蝉蜕、诃子、桔梗、胖大海 |
| 消肿生肌 | 白及、乳香、没药 |
| 拔毒生肌 | 升药、铅丹 |
| 解毒生肌 | 珍珠、冰片 |
| 止血生肌 | 赤石脂、儿茶、血竭、煅石膏 |
| 敛疮生肌 | 白蔹、血竭、儿茶、煅石膏、黄芪、赤石脂 |
| 利咽 | 薄荷、牛蒡子、蝉蜕、板蓝根、射干、山豆根、马勃、巴豆霜、络石藤、桔梗、胖大海、诃子、麦冬、金荞麦、射干 |
| 透疹 | 荆芥、牛蒡子、蝉蜕、薄荷、升麻、葛根、浮萍、紫草 |
| 补肝肾，强筋骨 | 杜仲、续断、牛膝、巴戟天、仙茅、五加皮、桑寄生、狗脊 |
| 润肠通便 | 知母、决明子、火麻仁、郁李仁、苦杏仁、紫苏子、桃仁、胖大海、柏子仁、肉苁蓉、锁阳、核桃仁、当归、生何首乌、榧子、瓜蒌、虎杖、硫黄、麦冬、知母、肉豆蔻 |
| 退黄 | 瓜蒂、郁金、珍珠草、虎杖、金钱草、茵陈、青蒿、大黄 |

| 功效 | 中药 |
|------|------|
| 消肿排脓 | 白芷、天花粉、穿山甲、鱼腥草、败酱草、薏苡仁、桔梗、黄芪 |
| 止咳平喘 | 莱菔子、桃仁、苦杏仁、紫苏子、马兜铃 |
| 化痰散结 | 山慈菇、厚朴、半夏、天南星、白附子、芥子、皂荚、川贝母、浙贝母、海藻、昆布、黄药子、海蛤壳、海浮石、瓦楞子 |
| 固精 | 金樱子、海螵蛸、芡实、山药、桑螵蛸、山茱萸、覆盆子、菟丝子、益智仁、补骨脂、沙苑子、蛇床子、五倍子、五味子、紫河车、鸡内金 |
| 止带 | 金樱子、海螵蛸、芡实、莲子、山药、白果、椿皮、石榴皮、禹余粮、棕榈炭、秦皮、白芷 |
| 缩尿 | 金樱子、桑螵蛸、山茱萸、覆盆子、菟丝子、益智仁、补骨脂、沙苑子、白果 |
| 制酸止痛 | 海蛤壳、瓦楞子、石决明、牡蛎、海螵蛸、石决明、吴茱萸 |
| 杀虫 | 驱虫药、攻毒杀虫止痒药、川楝子、鸦胆子、仙鹤草、苦楝皮、使君子、雷丸、鹤虱、皂荚、牵牛子、海桐皮、花椒、百部、轻粉、砒石、贯众、芦荟、芫花、雷公藤、萹蓄、石榴皮、铅丹 |
| 杀虫疗癣 | 川楝子、苦楝皮 |
| 攻毒蚀疮 | 斑蝥、胆矾、砒石 |
| 祛腐蚀疮 | 巴豆霜、胆矾、砒石 |
| 温肺化饮 | 细辛、干姜 |

## 三、"以用统药"小结

| 主治/临床应用 | 中药 |
|---|---|
| 太阳经头痛 | 羌活、蔓荆子、川芎 |
| 阳明经头痛 | 白芷、葛根、知母 |
| 少阳经头痛 | 柴胡、黄芩、川芎 |
| 厥阴经头痛 | 吴茱萸、藁本 |
| 太阴经头痛 | 苍术 |
| 少阴经头痛 | 细辛、独活 |
| 小儿夜啼 | 蝉蜕、灯心草、天竺黄、钩藤 |
| 脏器脱垂 | 柴胡、升麻、枳实、枳壳、黄芪、五倍子 |
| 清阳不升的泄泻 | 葛根、防风 |
| 风寒风热都可治疗 | 柴胡、升麻、淡豆豉、荆芥、防风、葛根 |
| 解鱼蟹中毒 | 生姜、紫苏叶 |
| 酒毒 | 葛根、麝香、白扁豆 |
| 鱼蟹毒、半夏、天南星毒 | 生姜 |
| 食蟹中毒 | 大蒜 |
| 热毒、药毒、食物毒 | 甘草 |
| 酒毒、河豚毒 | 白扁豆 |
| 乌头类药毒 | 蜂蜜 |
| 卫气营血皆可治 | 金银花、连翘、大青叶、板蓝根、贯众 |
| 热毒血痢 | 白头翁、马齿苋、鸦胆子、金银花炭 |
| 赤白痢疾 | 刘寄奴 |
| 休息痢 | 鸦胆子 |

| 主治/临床应用 | 中药 |
|---|---|
| 湿热泻痢 | 黄芩、黄连、黄柏、苦参、秦皮、白头翁、大黄、枳实、木香、葛根 |
| 赤白带下 | 秦皮、椿皮、苦参、海螵蛸 |
| 噤口痢 | 石菖蒲 |
| 久泻久痢 | 除五味子外的敛肺止咳药、椿皮、鸦胆子 |
| 冷积久痢 | 鸦胆子 |
| 积滞泻痢 | 莱菔子、枳实、鸡内金、山楂 |
| 胃肠气滞泻痢 | 薤白 |
| 阴虚血热血痢 | 墨旱莲 |
| 湿热或疫毒痢疾均可治 | 白头翁、秦皮 |
| 湿疹湿疮 | 黄连、黄柏、苦参、白鲜皮 |
| 治疗温病初起 | 金银花、连翘、大青叶、板蓝根、贯众、薄荷、牛蒡子、蝉蜕、桑叶、菊花 |
| 温病发斑 | 清热凉血药、卫气营血皆可治的药物、青黛、升麻、羚羊角 |
| 乳痈 | 王不留行、青皮、连翘、半边莲、漏芦、牛蒡子、苎麻根、川贝母、浙贝母、夏枯草、芒硝、僵蚕、紫花地丁、瓜蒌、蒲公英 |
| 肺痈 | 芦根、薏苡仁、桃仁、冬瓜仁、金银花、川贝母、浙贝母、穿心莲、桔梗、款冬花、蒲公英、鱼腥草、败酱草、合欢皮、瓜蒌、葶苈子 |

| 主治/临床应用 | 中药 |
| --- | --- |
| 肠痈 | 大黄、牡丹皮、桃仁、冬瓜仁、芒硝、紫花地丁、大血藤、败酱草、蒲公英、金银花、白花蛇舌草、薏苡仁、瓜蒌 |
| 忌茶 | 土茯苓、使君子 |
| 不可与绿豆同食 | 榧子 |
| 阴痒 | 黄柏、龙胆草、苦参、萹蓄、白头翁、地肤子、仙鹤草、蛇床子、百部、土茯苓、花椒、艾叶 |
| 带下阴痒 | 黄柏、龙胆、苦参、白头翁、萹蓄、地肤子、仙鹤草 |
| 阴肿阴痒 | 龙胆、苦参 |
| 清实热+清虚热 | 知母、黄柏、生地黄、玄参、牡丹皮、地骨皮、泽泻、青蒿、白薇、胡黄连、秦艽 |
| 温病后期+阴虚发热 | 牡丹皮、青蒿、白薇 |
| 毒蛇咬伤 | 穿心莲、白花蛇舌草、半夏、天南星、白附子、黄药子、半边莲、紫花地丁、重楼 |
| 虫蛇咬伤 | 山慈菇、马齿苋、白薇、重楼、金钱草、虎杖、天南星、穿心莲、半边莲、半枝莲 |
| 回乳 | 炒麦芽、芒硝（外敷） |
| 冻疮 | 芫花、苏合香 |
| 内服可泻下，外用可疗疮 | 大黄、大戟、巴豆、甘遂、芒硝、芫花、商陆 |
| 阳虚便秘 | 硫黄、肉苁蓉、锁阳、核桃仁 |
| 阴虚便秘 | 麦冬、天冬、生地黄、桑椹、巴戟天、肉苁蓉、锁阳 |

| 主治/临床应用 | 中药 |
|---|---|
| 寒积便秘 | 巴豆 |
| 肠燥便秘 | 核桃仁 |
| 津血不足肠燥便秘 | 火麻仁 |
| 老人便秘 | 火麻仁、肉苁蓉、锁阳、硫磺、核桃仁 |
| 湿温初起 | 广藿香、佩兰、豆蔻、薏苡仁、滑石、通草、苦杏仁、黄芩 |
| 暑湿表证，湿温初起 | 广藿香、佩兰 |
| 口臭 | 佩兰、稻芽 |
| 利小便实大便 | 泽泻、车前子 |
| 健脾止泻 | 薏苡仁 |
| 虚寒泄泻 | 吴茱萸 |
| 脾胃虚寒，呕吐泄泻 | 丁香，荜茇、砂仁 |
| 脚气浮肿 | 五加皮、木瓜、防己、槟榔、香薷、桑枝 |
| 黄疸 | 大黄、秦艽、木香、白茅根、白矾、栀子、黄芩、黄柏、龙胆草、苦参、白鲜皮、蒲公英、山豆根、半边莲、白花蛇舌草、胡黄连、利湿退黄药、郁金、瓜蒂、青蒿 |
| 寒疝 | 川乌、草乌、小茴香、荔枝核、吴茱萸、肉桂、荜澄茄、延胡索 |
| 疝气 | 青皮、山楂、香附、木香、川楝子、乌药 |
| 胸痹 | 陈皮、枳实、薤白、瓜蒌、桂枝、半夏、檀香 |

| 主治/临床应用 | 中药 |
|---|---|
| 胸痹结胸 | 瓜蒌、枳实、半夏 |
| 气逆喘急 | 乌药、沉香 |
| 肝胃不和 | 荔枝核、玫瑰花、麦芽、佛手 |
| 肺脾气滞 | 陈皮 |
| 食积气滞 | 槟榔 |
| 胃肠气滞 | 厚朴、大腹皮、枳实、木香 |
| 脾胃气滞 | 紫苏、陈皮、砂仁、豆蔻、木香、香附、枳壳、佛手、香橼 |
| 食少吐泻 | 丁香、小茴香 |
| 泻痢后重 | 枳实、木香、薤白 |
| 泻痢，里急后重 | 槟榔 |
| 胆胀胁痛 | 金钱草、鸡内金、郁金 |
| 剂量过大，导致呕吐 | 羌活、山豆根、番泻叶、青木香、使君子、马兜铃、桔梗、乳香、皂荚、黄药子、常山 |
| 蛔虫 | 使君子、苦楝皮、槟榔、雷丸、榧子、石榴皮、花椒、椿皮 |
| 绦虫 | 槟榔、石榴皮、雷丸、南瓜子、鹤草芽、榧子 |
| 蛲虫 | 使君子、苦楝皮、大蒜、槟榔、雷丸、百部、石榴皮、花椒 |
| 钩虫 | 苦楝皮、槟榔、雷丸、榧子、大蒜 |
| 姜片虫 | 槟榔、榧子 |
| 蛲虫、阴道性滴虫、头虱 | 百部 |

| 主治/临床应用 | 中药 |
|---|---|
| 具有通便作用的驱虫药 | 贯众、萹蓄 |
| 杀三虫 | 贯众、萹蓄（蛔虫、蛲虫、姜片虫） |
| 滴虫性阴道炎 | 百部、苦参、鹤草芽 |
| 三焦气滞 | 木香、乌药、香附 |
| 亡阳证 | 附子、干姜、肉桂 |
| 补命门之火 | 肉桂、附子、仙茅、硫黄 |
| 气虚欲脱，脉微欲绝 | 人参 |
| 凉血止血＋收敛止血 | 地榆、侧柏叶、紫珠叶 |
| 收敛止血＋化瘀止血 | 蒲黄、血余炭、花蕊石 |
| 凉血止血＋化瘀止血 | 茜草、大蓟、小蓟、紫珠叶 |
| 活血＋止血的代表药 | 三七 |
| 补血＋活血 | 当归、鸡血藤 |
| 补血＋止血 | 阿胶 |
| 止血＋利尿 | 蒲黄、小蓟、白茅根、血余炭 |
| 出血证无论寒热皆可应用 | 蒲黄、仙鹤草 |
| 善治肺、胃出血 | 紫珠叶、白及 |
| 善清肺、胃热 | 白茅根、芦根 |

| 主治/临床应用 | 中药 |
|---|---|
| 水火烫伤 | 地榆、冰片、白及、紫珠叶、紫草、大黄、煅石膏、海蛤壳、虎杖 |
| 善治下焦出血 | 地榆、槐花 |
| 善治崩漏 | 棕榈炭、艾叶 |
| 须发早白 | 侧柏叶、制何首乌、仙茅、熟地黄、枸杞子、墨旱莲、女贞子、桑椹 |
| 炒炭止血 | 地榆、槐花、侧柏叶、白茅根、茜草、蒲黄、荆芥、黄芩、贯众、石榴皮 |
| 妇女倒经 | 郁金 |
| 胞衣不下 | 牛膝、麝香、王不留行 |
| 恶露不行/不尽 | 川芎、红花、益母草、大黄、山楂 |
| 水瘀互结水肿 | 益母草 |
| 气虚水肿 | 黄芪 |
| 风水水肿 | 麻黄 |
| 白癜风 | 白芷、骨碎补、补骨脂、菟丝子、刺蒺藜 |
| 梅核气 | 紫苏叶、梅花、半夏、厚朴 |
| 外用生用，内服制用 | 半夏、天南星、白附子 |
| 降肺胃气 | 旋覆花、枇杷叶、代赭石 |
| 发疱 | 雷公藤、芥子、斑蝥、大蒜 |
| 止呕 | 生姜、芦根、藿香、豆蔻、草豆蔻、吴茱萸、高良姜、沉香、灶心土、半夏、旋覆花、竹茹、枇杷叶 |
| 温中止呕 | 生姜、沉香、砂仁、白豆蔻、吴茱萸、丁香、高良姜 |

中药功效主治速查速记

| 主治/临床应用 | 中药 |
|---|---|
| 止呕+止咳 | 竹茹、芦根、白茅根、枇杷叶、生姜、旋覆花 |
| 胃热呕吐 | 黄连、枇杷叶、芦根、白茅根、竹茹 |
| 胃寒呕吐 | 生姜、高良姜、吴茱萸、丁香、沉香 |
| 内外风 | 蕲蛇、乌梢蛇、全蝎、蜈蚣、蝉蜕、防风、僵蚕、天麻、钩藤 |
| 急慢惊风 | 蕲蛇、乌梢蛇、全蝎、蜈蚣、蝉蜕、僵蚕、天麻、代赭石 |
| 破伤风 | 蕲蛇、乌梢蛇、全蝎、蜈蚣、蝉蜕、防风、僵蚕、天麻、天南星、白附子 |
| 仅慢惊风 | 洋金花 |
| 慢惊风禁用 | 罗布麻叶、钩藤、羚羊角 |
| 急慢惊风、破伤风 | 蕲蛇、乌梢蛇、全蝎、蜈蚣、蝉蜕、僵蚕、天麻 |
| 益智（志） | 远志、石菖蒲、人参 |
| 治疗健忘 | 人参、远志、石菖蒲、龟甲、龙眼肉 |
| 补心气 | 人参、西洋参、刺五加 |
| 补肾气 | 人参、西洋参、刺五加、山药 |
| 长于补肾阳、益精血 | 鹿茸、紫河车、肉苁蓉、锁阳 |
| 长于补肾阳，祛风湿 | 淫羊藿、巴戟天、仙茅 |
| 长于平补肝肾阴阳 | 菟丝子 |
| 长于平补肺肾 | 冬虫夏草 |
| 长于补肝肾、强筋骨 | 杜仲、续断 |

| 主治/临床应用 | 中药 |
|---|---|
| 长于温补脾肾、固精缩尿 | 补骨脂、益智仁、菟丝子、沙苑子 |
| 长于益肾补肺 | 蛤蚧、核桃仁、冬虫夏草 |
| 癫痫久发不止 | 紫河车 |
| 阳生阴长 | 鹿茸 |
| 阴盛阳长 | 紫河车 |
| 金疮 | 狗脊毛、儿茶、刘寄奴 |
| 平补阴阳 | 山茱萸、菟丝子、沙苑子 |
| 养阴+清热 | 北沙参、南沙参、百合、麦冬、天冬、石斛、玉竹 |
| 养阴+补血 | 枸杞子、桑椹、龟甲、熟地黄、阿胶 |
| 补气生津 | 人参、党参、黄芪、西洋参、太子参 |
| 补气养血 | 人参、党参、黄芪、大枣、龙眼肉 |
| 补气养阴 | 西洋参、太子参、南沙参、山药、黄精 |
| 补气中清补 | 西洋参、太子参 |
| 补阴中清补 | 女贞子 |
| 补气活血 | 红景天、沙棘 |
| 补阳+止血 | 续断、冬虫夏草、鹿角霜、鹿角胶 |
| 补阴+止血 | 墨旱莲、龟甲、阿胶 |
| 补益中安神 | 人参、大枣、刺五加、龙眼肉、百合 |
| 平补 | 黄精、山药、菟丝子、冬虫夏草、枸杞子、山茱萸 |
| 清补 | 太子参、女贞子 |
| 气阴双补 | 西洋参、太子参、黄精 |
| 阴阳双补 | 菟丝子、山茱萸 |

| 主治/临床应用 | 中药 |
| --- | --- |
| 补虚强壮 | 三七、仙鹤草 |
| 疟疾 | 常山、雄黄、仙鹤草、青蒿、柴胡、草果、鸦胆子、何首乌、砒石、槟榔、铅丹 |
| 止痢+截疟 | 鸦胆子、仙鹤草 |
| 新旧寒热虚实 | 苦杏仁、百部、紫菀、款冬花、白前 |
| 上能敛肺止咳、下能涩肠止泻 | 五味子、乌梅、五倍子、罂粟壳、诃子 |
| 开窍 | 开窍药、远志、郁金、皂荚、牛黄 |
| 通利二便 | 峻下逐水药、冬葵子、轻粉 |
| 二便均可治 | 郁李仁、大腹皮、桔梗、甘遂、冬葵子、槟榔、轻粉、商陆、番泻叶、牵牛子、巴豆霜、大戟、芫花 |
| 脱肛 | 诃子、五倍子、罂粟壳、石榴皮、金樱子、白矾 |
| 忌火煅 | 朱砂、雄黄、砒石、琥珀 |
| 外用不可入目 | 蟾酥 |
| 只外用 | 土荆皮、红粉、炉甘石 |
| 不可做酒剂服 | 砒石 |
| 梅毒 | 红粉、轻粉、土茯苓、蕲蛇 |
| 斑秃 | 补骨脂、骨碎补、斑蝥 |
| 瘰疬瘿瘤 | 夏枯草、月季花、连翘、蒲公英、重楼、漏芦、土茯苓、山慈菇、玄参、京大戟、蕲蛇、乌梢蛇、梅花、乳香、斑蝥、半夏、天南星、白附子、川贝母、浙贝母、海藻、昆布、海蛤壳、海浮石、牡蛎、牛黄、全蝎、蜈蚣、僵蚕、麝香、何首乌、蟾酥、砒石 |

| 主治/临床应用 | 中药 |
| --- | --- |
| 痔疮 | 熊胆粉、儿茶、砒石、白矾、马兜铃、胡黄连、槐花、芒硝、赤石脂、地榆 |
| 痔疮肿痛 | 秦艽、胡黄连、芒硝、马兜铃 |
| 痔血 | 地榆、槐花、马兜铃 |
| 牙痛 | 黄连、牛膝、蟾酥、樟脑、白芷、细辛、荜茇、石膏、甘松、升麻 |
| 外用消风祛斑 | 骨碎补、补骨脂、菟丝子 |
| 痰饮眩悸 | 半夏、茯苓、白术 |
| 顽痰咳嗽 | 天南星、皂荚、青礞石 |
| 顽痰 | 天南星、皂荚、竹沥、瓦楞子、礞石、旋覆花 |
| 祛风不治痹 | 荆芥、僵蚕、刺蒺藜、白附子、地肤子 |
| 麻风（疥癣） | 苍耳子、苦参、蕲蛇、乌梢蛇、雷公藤 |
| 高血压 | 葛根、地龙、桑白皮、山楂、吴茱萸、臭梧桐、豨莶草、防己、桑寄生 |
| 癌症 | 白花蛇舌草、薏苡仁、砒石 |
| 痄腮 | 牛蒡子、升麻、大青叶、板蓝根、青黛、贯众、重楼、僵蚕 |
| 瘟疫 | 草果、板蓝根、大青叶 |
| 夜盲 | 苍术、珍珠母 |
| 睾丸肿痛 | 荔枝核、海藻、昆布 |
| 阳痿 | 阳起石、锁阳、苁蓉、巴戟天、鹿茸、仙茅、淫羊藿、海狗肾、紫河车 |
| 遗精、遗尿 | 金樱子、芡实、刺猬皮、鸡内金、龙骨、牡蛎、覆盆子、桑螵蛸、益智仁、山茱萸、五味子 |

中药功效主治 速查速记

| 主治/临床应用 | 中药 |
|---|---|
| 贫血 | 阿胶、当归、何首乌、龙眼肉、黄芪、旱莲草、女贞子、黑枣、杞子、桑葚 |
| 自汗、盗汗 | 麻黄根、浮小麦、糯稻根、龙骨、牡蛎、防风 |
| 只止盗汗 | 柏子仁 |
| 只止自汗 | 白术 |
| 自汗、盗汗均可 | 酸枣仁、黄芪、白芍、五味子、五倍子、龙骨、牡蛎、麻黄根、酸枣仁 |
| 风疹瘙痒 | 刺蒺藜、地肤子 |
| 内热消渴 | 葛根、石膏、知母、芦根、天花粉、地骨皮、生地、熟地、桑椹、麦冬、天冬、玉竹、黄精、枸杞、女贞子、五味子、五倍子、山茱萸、人参、西洋参 |
| 虚寒痢 | 肉豆蔻 |
| 寒湿清浊痢 | 草豆蔻 |
| 胃火牙痛 | 升麻、石膏、黄连 |
| 痰厥头痛 | 半夏、白附子 |
| 痰饮眩悸，风痰眩晕 | 半夏、茯苓、白术、天麻 |
| 偏头痛 | 白附子、全蝎、蜈蚣 |
| 阴疽流注 | 麻黄、肉桂、芥子 |
| 麻醉 | 川乌、草乌、洋金花、蟾酥 |
| 喉痹 | 薄荷，金银花、青黛、山豆根、巴豆霜、络石藤、牛蒡子 |
| 气火上逆 | 代赭石、郁金、牛膝 |

| 主治/临床应用 | 中药 |
| --- | --- |
| 口眼㖞斜 | 蜈蚣、天南星、全蝎、僵蚕、白附子 |
| 久疟痞块 | 青皮 |
| 久疟疟母 | 鳖甲 |
| 下疳 | 儿茶 |
| 口疮牙疳 | 儿茶、胆矾 |
| 走马牙疳 | 砒石 |
| 梅毒下疳 | 红粉、轻粉 |
| 酒渣鼻 | 铅丹、轻粉 |
| 阴疽疮疡、秃疮 | 硫黄 |
| 臁疮 | 轻粉 |
| 狐臭 | 白芷、绞股蓝、铅丹 |
| 湿痹拘挛 | 漏芦、薏苡仁 |
| 大头瘟疫 | 牛蒡子、板蓝根 |
| 百日咳 | 大蒜、天冬、百部、穿心莲、黄药子 |
| 风痰癫痫 | 山慈菇、甘遂 |
| 湿疹湿疮 | 防己、茵陈、半边莲 |
| 鼓胀 | 轻粉、巴豆霜、半边莲 |
| 赘疣 | 鸦胆子、薏苡仁、斑蝥 |
| 阴虚外感 | 白薇、玉竹 |

# 四、"相近药名"药物小结

| 关键词 | | 共性功效/个性功效 |
|---|---|---|
| 麻黄 | 麻黄 | 发汗解表，宣肺平喘，利水消肿 |
| | 麻黄根 | 固表止汗 |
| "桂" | | 温通经脉，助阳 |
| | 桂枝 | 发汗解肌，温通经脉，助阳化气 |
| | 肉桂 | 补火助阳，散寒止痛，温通经脉，引火归元 |
| "姜" | | 多温中焦，化痰饮，止吐泻 |
| | 生姜 | 解表散寒，温中止呕，温肺止咳，解鱼蟹毒 |
| | 干姜 | 温中散寒，回阳通脉，温肺化饮 |
| | 高良姜 | 温中止呕，散寒止痛 |
| | 炮姜 | 温经止血，温中止痛 |
| "参" | | 多补气，养阴 |
| | 人参 | 大补元气，复脉固脱，补脾益肺，生津养血，安神益智 |
| | 西洋参 | 补气养阴，清热生津 |
| | 太子参 | 益气健脾，生津润肺 |
| | 党参 | 补脾益肺，养血生津 |
| | 南沙参 | 养阴清肺，益胃生津，化痰，益气 |
| | 北沙参 | 养阴清肺，益胃生津 |
| | 丹参 | 活血祛瘀，通经止痛，清心除烦，凉血消痈 |
| | 玄参 | 清热凉血，滋阴降火，解毒散结 |
| | 苦参 | 清热燥湿，杀虫止痒，利尿 |

| 关键词 | 共性功效/个性功效 | |
| --- | --- | --- |
| "藤" | | 多通经络，祛风，止痛 |
| | 钩藤 | 息风定惊，清热平肝 |
| | 鸡血藤 | 活血补血，调经止痛，舒筋活络 |
| | 首乌藤 | 养血安神，祛风通络 |
| | 大血藤 | 清热解毒，活血，祛风止痛 |
| | 海风藤 | 祛风湿，通经络，止痹痛 |
| | 络石藤 | 祛风通络，凉血消肿 |
| | 雷公藤 | 祛风除湿，活血通络，消肿止痛，杀虫解毒 |
| "柴胡" | | 退热 |
| | 柴胡 | 疏散退热，疏肝解郁，升举阳气 |
| | 银柴胡 | 清虚热，除疳热 |
| "黄连" | | 清湿热 |
| | 黄连 | 清热燥湿，泻火解毒 |
| | 胡黄连 | 清虚热，除疳热，清湿热 |
| "豆蔻" | | 多行气，化/燥湿，温中 |
| | 豆蔻 | 化湿行气，温中止呕，开胃消食 |
| | 草豆蔻 | 燥湿行气，温中止呕 |
| | 肉豆蔻 | 温中行气，涩肠止泻 |
| "蒺藜" | 刺蒺藜 | 平肝疏肝，活血祛风，明目，散风止痒 |
| | 沙苑子 | 补肾助阳，固精缩尿，养肝明目 |

| 关键词 | 共性功效/个性功效 | |
|---|---|---|
| "三金" | 利尿通淋 | |
| | 金钱草 | 利湿退黄，利尿通淋，解毒消肿 |
| | 海金沙 | 清热利湿，通淋止痛 |
| | 鸡内金 | 健胃消食，涩精止遗，通淋化石 |
| "苏" | 紫苏叶 | 解表散寒，行气宽中，解鱼蟹毒 |
| | 紫苏子 | 降气化痰，止咳平喘，润肠通便 |
| | 苏木 | 活血祛瘀，消肿止痛 |
| "防" | 防风 | 祛风解表，胜湿止痛，止痉 |
| | 防己 | 祛风湿，止痛，利水消肿 |
| "苓" | 土茯苓 | 解毒，除湿，通利关节 |
| | 茯苓 | 利水渗湿，健脾，宁心安神 |
| | 猪苓 | 利水渗湿 |
| "活" | 独活 | 祛风除湿，通痹止痛，解表 |
| | 羌活 | 解表散寒，祛风除湿，止痛 |
| "芍" | 赤芍 | 清热凉血，散瘀止痛 |
| | 白芍 | 养血调经，敛阴止汗，柔肝止痛，平抑肝阳 |
| "黄" | 多解毒 | |
| | 大黄 | 泻下攻积，清热泻火，凉血解毒，止血，逐瘀通经，利湿退黄 |
| | 牛黄 | 凉肝息风，清心豁痰，开窍醒神，清热解毒 |
| | 雄黄 | 解毒杀虫，燥湿祛痰，截疟 |
| | 硫黄 | 外用解毒疗疮，杀虫止痒；内服补火助阳通便 |

| 关键词 | 共性功效/个性功效 | |
|---|---|---|
| "术" | 燥湿健脾 | |
| | 苍术 | 燥湿健脾，祛风散寒，明目 |
| | 白术 | 益气健脾，燥湿利水，止汗，安胎 |
| "五×子" | 收敛固涩 | |
| | 五味子 | 收敛固涩，益气生津，补肾宁心 |
| | 五倍子 | 敛肺降火、止咳止汗、涩肠止泻、固精止遗、收敛止血、收湿敛疮 |
| "螵蛸" | 收敛固涩 | |
| | 桑螵蛸 | 固精缩尿，补肾助阳 |
| | 海螵蛸 | 收敛止血，涩精止带，制酸止痛，收湿敛疮 |
| 贝母 | 清热化痰止咳，散结消痈 | |
| | 川贝母 | 清热润肺，化痰止咳，散结消痈 |
| | 浙贝母 | 清热化痰止咳，解毒散结消痈 |
| 菘蓝家族 | 清热解毒，凉血 | |
| | 板蓝根 | 清热解毒，凉血，利咽 |
| | 大青叶 | 清热解毒，凉血消斑 |
| | 青黛 | 清热解毒，凉血消斑，泻火定惊 |
| "竹" | 清热 | |
| | 淡竹叶 | 清热泻火，除烦止渴，利尿通淋 |
| | 竹叶 | 清热泻火，除烦，生津，利尿 |
| | 竹沥 | 清热豁痰，定惊利窍 |
| | 竹茹 | 清热化痰，除烦，止呕 |
| | 天竺黄 | 清热豁痰，清心定惊 |

| 关键词 | 共性功效/个性功效 | |
|--------|------|------|
| 地黄 | 养阴 | |
| | 生地黄 | 清热凉血，养阴生津 |
| | 熟地黄 | 补血滋阴，益精填髓 |
| "冬" | 养阴 | |
| | 麦冬 | 养阴润肺，益胃生津，清心除烦 |
| | 天冬 | 养阴润燥，清肺生津 |
| "楝" | 杀虫 | |
| | 川楝子 | 疏肝泄热，行气止痛，杀虫 |
| | 苦楝皮 | 杀虫，疗癣 |
| "茱萸" | 吴茱萸 | 散寒止痛，降逆止呕，助阳止泻，疏肝下气 |
| | 山茱萸 | 补益肝肾，收涩固脱 |
| "决明" | 清肝明目 | |
| | 决明子 | 清热明目，润肠通便 |
| | 石决明 | 平肝潜阳，清肝明目 |
| "珍珠" | 安神定惊，明目 | |
| | 珍珠 | 安神定惊，明目消翳，解毒生肌，润肤祛斑 |
| | 珍珠母 | 平肝潜阳，安神定惊，明目退翳 |
| | 珍珠草 | 利湿退黄，清热解毒，明目，消积 |
| "首乌" | 何首乌 | 制何首乌：补肝肾，益精血，乌须发，强筋骨，化浊降脂<br>生何首乌：解毒，消痈，截疟，润肠通便 |
| | 首乌藤 | 养血安神，祛风通络 |

| 关键词 | 共性功效/个性功效 | |
|--------|--------|--------|
| "椒" | 温中 | |
| | 胡椒 | 温中散寒，下气，消痰，开胃进食 |
| | 花椒 | 温中止痛，杀虫止痒 |
| "芽" | 消食健脾开胃 | |
| | 麦芽 | 行气消食，健脾开胃，回乳消胀 |
| | 稻芽 | 消食和中，健脾开胃 |

# 五、常考中药特殊主治小结

| 中药 | 特殊主治及与其对应的功效 |
|------|------------------------|
| 麻黄 | 散寒通滞：风寒湿痹、阴疽痰核 |
| 荆芥 | 止血：吐衄下血 |
| 防风 | 止泻：脾虚湿盛、清阳不升之泄泻 |
| 白芷 | 祛风止痒：皮肤风湿瘙痒 |
| 细辛 | 通关开窍醒神：神昏窍闭证 |
| 葱白 | 通络下乳：乳汁郁滞不下、乳房胀痛 |
| 薄荷 | 芳香避秽、化湿和中：夏令感受暑湿秽浊之气、脘腹胀痛、呕吐泄泻 |
| 蝉蜕 | 镇惊安神：小儿夜啼不安 |
| 桑叶 | 凉血止血：血热妄行之咳血、吐血、衄血 |
| 蔓荆子 | 祛风止痛：风湿痹痛 |
| 柴胡 | 退热截疟：疟疾寒热 |
| 金银花 | 凉血止痢：热毒血痢 |

| 中药 | 特殊主治及与其对应的功效 |
|------|------------------------|
| 连翘 | 清心利尿：热淋涩痛 |
| 蒲公英 | 清肝明目：肝火上炎之目赤肿痛 |
| 土茯苓 | 消肿散结：痈肿、瘰疬 |
| 白头翁 | 清热燥湿：下焦湿热之阴痒带下 |
| 白花蛇舌草 | 清热利湿：湿热黄疸 |
| 生地黄 | 滋阴润燥：津伤便秘 |
| 牡丹皮 | 散瘀消肿：痈肿疮毒 |
| 火麻仁 | 滋养补虚 |
| 甘遂 | 逐痰涎：风痰癫痫 |
| 蕲蛇 | 麻风、疥癣；瘰疬、梅毒、恶疮 |
| 木瓜 | 消食：消化不良 |
| 豨莶草 | 降血压：高血压 |
| 桑寄生 | 补益肝肾以平肝降压：高血压病、头晕眼花 |
| 狗脊 | 止血：金疮出血 |
| 草豆蔻 | 止泻痢：寒湿内盛，清浊不分之腹痛泻痢 |
| 木通 | 利血脉、通关节：湿热痹痛 |
| 通草 | 湿温初起、暑温夹湿 |
| 虎杖 | 泻热通便：热结便秘 |
| 丁香 | 温中散寒止痛：心腹冷痛 |
| 胡椒 | 开胃进食 |
| 荜茇 | 龋齿疼痛 |
| 陈皮 | 行气通痹止痛：胸痹 |

| 中药 | 特殊主治及与其对应的功效 |
|------|----------------------------|
| 枳实 | 脏器下垂 |
| 甘松 | 泡汤漱口治牙痛 |
| 神曲 | 解表退热：食滞兼外感表证；可助金石类药物消化 |
| 麦芽 | 疏肝理气解郁：肝郁胁痛、肝胃气痛 |
| 三七 | 补虚强壮：疲劳、虚损 |
| 仙鹤草 | 解毒消肿：痈肿疮毒 |
| 棕榈炭 | 止泻止带：久泻久痢、妇人带下 |
| 降香 | 降气避秽、和中止呕：秽浊内阻、脾胃不和之呕吐腹痛 |
| 丹参 | 除烦安神：心烦不眠 |
| 红花 | 化瘀消斑：热郁血瘀、斑疹色暗 |
| 马钱子 | 风湿顽痹、麻木瘫痪；痈疽疮毒、咽喉肿痛 |
| 刘寄奴 | 止泻止痢：赤白痢疾 |
| 斑蝥 | 外敷发疱：面瘫、风湿痹痛 |
| 皂荚 | 通大肠之气而通便：大便燥秘 |
| 旋覆花 | 气血不和之胸胁疼痛 |
| 竹茹 | 凉血止血：血热吐血、衄血、尿血、崩漏 |
| 桔梗 | 通利二便：癃闭、便秘 |
| 黄药子 | 止咳平喘：咳嗽气喘、百日咳 |
| 海蛤壳 | 利尿：水气浮肿、小便不利 |
| 苦杏仁 | 宣发疏通肺气；湿温初起、暑温夹湿之湿重于热 |

| 中药 | 特殊主治及与其对应的功效 |
|---|---|
| 桑白皮 | 清肝降压：肝阳肝火偏旺之高血压 |
| 羚羊角 | 清肺热：肺热咳嗽 |
| 地龙 | 降压：肝阳上亢型高血压病 |
| 仙茅 | 温补肾阳止泻：阳虚冷泻 |
| 乌梅 | 固崩止血：崩漏不止，便血 |
| 禹余粮 | 固涩止带：带下清稀 |
| 白矾 | 湿热黄疸 |
| 大蒜 | 健脾温胃、增强食欲：脘腹冷痛、食欲减退、饮食不消 |

## 六、常考中药剂量小结

类型一：0.00X（小数点后三位）

砒石：0.002 ~ 0.004g

类型二：0.0X（小数点后两位）

蟾酥：0.015 ~ 0.03g

麝香：0.03 ~ 0.1g

斑蝥：0.03 ~ 0.06g

雄黄：0.05 ~ 0.1g

类型三：0.X（小数点后一位）

巴豆：0.1 ~ 0.3g

珍珠：0.1 ~ 0.3g

轻粉：0.1~0.2g

朱砂：0.1~0.5g

冰片：0.15~0.3g（天然冰片：0.3~0.9g）

牛黄：0.15~0.35g

苏合香：0.3~0.1g

甘遂：0.5~1.5g

芫花：0.6~0.9（研末）、1.5~3g（煎服）

细辛：0.5~1g（散剂）、1~3g（煎服）

鸦胆子：0.5~2g

天竺黄：0.6~1g

白矾：0.6~1.5g

洋金花、藜芦、胆矾、马钱子、羚羊角（磨汁或研粉）、铅丹：0.3~0.6g

羚羊角：1~3g（煎服）

**类型四：>1g（个位数）**

青黛：1~3g

天麻、皂荚：1~1.5g

蕲蛇：1~1.5g（研末）、3~9g（煎服）

乌梢蛇：2~3g（研末）、6~12g（煎服）

黄药子、鹿茸、血竭：1~2g

儿茶、海蛤壳、磁石、灯心草、灵芝、紫珠

叶、延胡索、丁香、荜茇、荜澄茄：1~3g

雷公藤：1~5g

琥珀、硫黄、硼砂：1.5~3g

牵牛子：1.5~3g（丸散）、3~6g（煎服）

大戟：1g（丸散）、1.5~3g（煎服）

沉香：1~5g

川乌、草乌：1.5~3g

芦荟：2~5g

番泻叶：2~6g

商陆：3~9g

石菖蒲：3~10g

阿胶：3~9g

**类型五：量大**

大黄：3~15g

芒硝：6~12g

人参：**挽救虚脱**：15~30g

山茱萸：**急救固脱**：20~30g

麦芽回乳：60g以上，常用120g

南瓜子：60~120g（研粉），治疗血吸虫：
120~200g

# 《中药学》常用歌诀

## 《十八反》

金·张子和《儒门事亲》

本草明言十八反，半蒌贝蔹及攻乌，

藻戟遂芫俱战草，诸参辛芍叛藜芦。

**注解**：本草明确指出了十八种药物的配伍禁忌；半（半夏）、蒌（瓜蒌、瓜蒌皮、瓜蒌子、天花粉）、贝（浙贝母、川贝母、平贝母、伊贝母、湖北贝母）、蔹（白蔹）、及（白及）与乌（川乌、草乌、附子）相反，不可一起使用；藻（海藻）、戟（京大戟、红大戟）、遂（甘遂）、芫（芫花）都与草（甘草）相反，不可一起使用；诸参（人参、西洋参、党参、丹参、玄参、南沙参、北沙参、苦参）、辛（细辛）、芍（白芍、赤芍）与藜芦相反，不可一起使用。

# 《十九畏》

## 明·刘纯《医经小学》

硫黄原是火中精，朴硝一见便相争；

水银莫与砒霜见，狼毒最怕密陀僧；

巴豆性烈最为上，偏与牵牛不顺情；

丁香莫与郁金见，牙硝难合荆三棱；

川乌草乌不顺犀，人参最怕五灵脂；

官桂善能调冷气，若逢石脂便相欺；

大凡修合看顺逆，炮爁炙煿莫相依。

**注解**：指出了19个相畏（反）的药物：硫黄畏朴硝，水银畏砒霜，狼毒畏密陀僧，巴豆畏牵牛，丁香畏郁金，川乌、草乌畏犀角（代），芒硝畏三棱，肉豆蔻畏赤石脂，人参畏五灵脂。

# 《妊娠禁忌歌》

## 元代·李杲

芫斑水蛭及虻虫，乌头附子配天雄。

野葛水银并巴豆，牛膝薏苡与蜈蚣。

三棱芫花代赭麝，大戟蝉蜕黄雌雄。

牙硝芒硝牡丹桂，槐花牵牛皂角同。

半夏南星与通草，瞿麦干姜桃仁通。

硇砂干漆蟹爪甲，地胆茅根都失中。

**注解**：根据药物对于胎儿损害程度的不同，将妊娠禁忌分为慎用与禁用两大类。慎用的药物包括通经祛瘀、行气破滞及辛辣滑利之品，如桃仁、红花、牛膝、大黄、附子、肉桂、干姜、木通、瞿麦等；禁用的药物包括毒性较强、药性猛烈之品，如巴豆、牵牛子、大戟、麝香、三棱、水蛭、斑蝥、雄黄等。

中药功效主治速查速记

## 《六陈歌》

枳壳陈皮半夏齐，麻黄狼毒及茱萸；

六般之药宜陈久，入药方知奏效奇。


注解：中药有"六陈"之说，指出六种中药需要通过一定方法的陈放贮存，使药物由新药变为陈药，其性味、功效发生变化，从而更进一步符合临床治疗的需要。中药六陈指陈皮、半夏、枳壳、麻黄、狼毒、吴茱萸六种陈放使用效果更好的中药。

## 《服药歌》

先食后药病在上，在下先药而后食。

急症不论先后时，慢性之病定时服。

驱虫泻下空腹用，饭前宜进补益汁。

睡前服用安神寐，活血清热饭后半。

服药之法告病家，事半功倍医要知。


注解：中药的服药时间应和自然界的阴阳消长、人体疾病的盛衰和病理生理节律一致。药性不同、治疗的疾病不同，服药的时间也各不相同。病在上焦，宜饭后一小时服；病在下焦，宜饭前一小时服；急性重病不拘时服；慢性病定时服；滋补药宜在饭前服；驱虫药和泻下药宜在空腹时服；安神药宜睡前服；健胃药和对胃肠道刺激性较大的药物宜在饭后服；活血清热等药宜饭后半小时服，以减少对胃的刺激。

# 《新编药性三字经*》

本草奇，源天地。根与茎，叶花蒂。

解表药，散邪妖。麻黄辛，汗孔调。

桂枝温，风寒消。紫苏叶，理气标。

生姜暖，呕逆疗。荆芥穗，风邪跑。

防风稳，内外保。羌活强，寒湿抛。

白芷香，头面好。细辛妙，少阴疗。

藁本升，巅顶妙。苍耳子，鼻窍晓。

辛夷通，鼻塞了。薄荷凉，风热少。

牛蒡子，咽喉保。葛根升，项背好。

柴胡和，少阳找。升麻举，透疹巧。

蔓荆子，目疾扫。清热药，热毒剿。

石膏寒，肺胃浇。知母润，虚热疗。

---

\* 清代举人袁凤鸣所著的《药性三字经》，在论述中药性味、功能、主治之时，汇集了历代各家之精华，同时融合自身的治疗经验，将内容编为三字韵语。这些韵语简洁明了，具有极高的可读性，易于诵读、理解和记忆。在编写本书之际，结合现代中医药教育的特点与需求，针对袁凤鸣原著中的每一味中药、每一句韵语展开深入剖析，并加以精心改编，使其内容更契合现代读者的知识体系，让《药性三字经》在传承经典内涵的同时，更好地指导现代中医药实践，成为沟通古今中医药知识的坚固桥梁。

芦根清，津生妙。天花粉，消渴消。

竹叶心，心火焦。栀子苦，三焦烧。

夏枯草，目珠耀。决明子，清肝照。

黄芩清，肺热剽。黄连苦，中焦调。

黄柏燥，下焦涝。龙胆草，肝胆傲。

苦参痒，湿热挠。秦皮涩，明目姣。

白鲜皮，风痒逃。金银花，解毒枭。

连翘清，风热逃。穿心莲，热毒焦。

大青叶，凉血烧。板蓝根，利咽剽。

青黛凉，肝火掉。贯众毒，虫积夭。

蒲公英，乳痈消。紫地丁，疔疮疗。

野菊花，痈肿焦。重楼奇，蛇毒夭。

拳参稳，肠道保。漏芦通，乳痈好。

土茯苓，梅毒少。鱼腥草，肺痈剿。

金荞麦，肺痈妙。大血藤，肠痈疗。

败酱草，肠痈消。射干利，咽喉道。

山豆根，喉痹妙。马勃散，风热跑。

青果润，咽痒消。白头翁，热毒挠。

马齿苋，痢疾疗。鸦胆子，抗疟巧。

地锦草，止血妙。委陵菜，泻痢疗。

翻白草，解毒好。半边莲，蛇毒消。

山慈菇，痰核消。熊胆苦，肝热疗。

千里光，目疾好。白蔹消，痈肿妙。

四季青，烧伤疗。绿豆衣，解毒妙。

泻下药，通二窍。大黄猛，积滞掉。

芒硝咸，燥屎耗。番泻叶，泻下剽。

芦荟凉，肝热疗。火麻仁，肠燥好。

郁李仁，水肿消。松子仁，润肠妙。

甘遂毒，水饮剿。京大戟，逐水剽。

芫花毒，水饮抛。商陆毒，水肿疗。

牵牛子，气秘消。巴豆毒，寒积剿。

独活辛，下肢好。威灵仙，经络导。

防己利，水湿跑。秦艽风，湿热剿。

徐长卿，止痛妙。木瓜酸，筋脉调。

桑寄生，肝肾保。五加皮，风湿抛。

蕲蛇毒，经络捣。乌梢蛇，风痒消。

豨莶草，风湿挠。络石藤，经络好。

桑枝通，上肢妙。海风藤，痹痛少。

青风藤，利水道。丁公藤，风湿疗。

雷公藤，毒烈剽。化湿药，湿气扫。

藿香芳，暑湿跑。佩兰清，脾湿妙。

苍术燥，湿浊夭。厚朴降，气逆少。

砂仁温，脾胃保。豆蔻香，湿浊消。

草豆蔻，寒湿疗。草果温，寒湿抛。

茯苓平，心神调。薏苡仁，健脾妙。

泽泻利，膀胱好。车前子，小便调。

滑石滑，暑热抛。木通利，淋痛疗。

通草轻，乳汁调。瞿麦利，淋证疗。

萹蓄清，湿热跑。地肤子，皮肤好。

海金沙，石淋消。石韦平，淋证疗。

冬葵子，二便调。灯心草，心烦少。

浊草薢，膏淋疗。茵陈蒿，黄疸消。

金钱草，石淋妙。虎杖猛，湿热剿。

温里药，寒邪跑。附子热，回阳妙。

干姜暖，中寒疗。肉桂温，肾阳调。

吴茱萸，肝寒消。小茴香，疝气疗。

丁香温，胃寒抛。高良姜，腹痛少。

花椒麻，虫积夭。荜茇辛，胃寒疗。

荜澄茄，寒疝疗。理气药，气顺好。

陈皮宜，脾胃调。青皮破，肝郁消。

枳实猛，破气剽。木香温，三焦导。

沉香降，气逆少。檀香温，胸腹妙。

川楝子，肝郁疗。乌药温，胸腹调。

中药功效主治

速查速记

青木香，解毒妙。荔枝核，疝气疗。
香附柔，肝郁抛。佛手香，肝胃妙。
香橼皮，气逆疗。玫瑰花，肝郁消。
绿萼梅，肝胃气。娑罗子，胸痹疗。
薤白通，胸痹妙。天仙藤，行气好。
大腹皮，水肿消。甘松香，脾胃调。
九香虫，脾肾妙。刀豆温，呃逆疗。
柿蒂降，呃逆少。消食药，脾胃保。
山楂酸，肉食消。神曲温，食积疗。
麦芽消，乳积妙。莱菔子，痰食跑。
鸡内金，消食好。驱虫药，虫体夭。
使君子，蛔蛲疗。苦楝皮，虫积消。
槟榔行，绦虫跑。南瓜子，绦虫疗。
鹤草芽，绦虫夭。雷丸毒，虫积消。
榧子润，虫积疗。止血药，血不跑。
大蓟凉，止血妙。小蓟似，尿血疗。
地榆苦，肠风疗。槐花清，血痔消。
侧柏叶，凉血妙。白茅根，尿血疗。
苎麻根，胎漏疗。三七珍，止血好。
茜草收，化瘀妙。蒲黄粉，止血剽。
花蕊石，化瘀疗。降真香，止血妙。

白及黏，肺胃疗。仙鹤草，多种疗。

紫珠叶，止血妙。棕榈炭，出血少。

血余炭，止血好。藕节收，止血妙。

川芎行，头风疗。延胡索，止痛妙。

郁金凉，利胆调。姜黄破，行气好。

乳香辛，跌打疗。没药苦，瘀血跑。

五灵脂，瘀血消。丹参静，心神调。

红花艳，瘀血疗。桃仁苦，瘀血抛。

益母草，经产妙。泽兰通，水瘀疗。

牛膝强，腰膝妙。鸡血藤，补血好。

王不留，通乳妙。月季花，肝郁疗。

凌霄花，瘀闭疗。苏木红，跌打疗。

骨碎补，骨折疗。血竭奇，瘀血疗。

儿茶收，生肌妙。刘寄奴，瘀血消。

半夏辛，燥湿妙。天南星，风痰疗。

白附子，头面调。芥子辛，皮里消。

皂荚毒，痰壅疗。旋覆花，气逆少。

白前降，肺气调。前胡清，风热疗。

桔梗升，肺气调。川贝母，润肺妙。

浙贝母，清热疗。瓜蒌宽，胸痹妙。

竹茹清，胃热疗。竹沥滑，痰热疗。

天竺黄，惊痫疗。海藻咸，瘿瘤疗。
昆布同，痰核消。黄精润，肺脾妙。
玉竹柔，肺胃好。百部温，止咳妙。
紫菀润，止咳疗。款冬花，咳喘疗。
马兜铃，止咳妙。枇杷叶，肺气调。
桑白皮，泻肺疗。葶苈子，痰饮疗。
白果毒，咳喘少。矮地茶，咳喘疗。
洋金花，麻醉妙。华山参，咳喘疗。
安神药，心神保。朱砂重，镇心妙。
磁石沉，耳目好。龙骨镇，肝魂调。
琥珀奇，化瘀疗。酸枣仁，眠梦妙。
柏子仁，养心疗。远志通，祛痰妙。
合欢皮，解郁疗。首乌藤，眠梦好。
石决明，目疾疗。珍珠母，肝阳调。
牡蛎咸，软坚妙。代赭石，气逆少。
刺蒺藜，肝风疗。罗布麻，肝阳调。
羚羊角，惊厥疗。牛黄凉，解毒妙。
钩藤清，惊痫少。天麻平，眩晕疗。
地龙通，经络好。全蝎毒，惊痫疗。
蜈蚣毒，风痒消。僵蚕僵，风痰疗。
开窍药，神昏疗。麝香辛，通关窍。

冰片凉，目疾疗。苏合香，寒闭疗。

石菖蒲，痰湿跑。补虚药，气血调。

人参珍，元气保。西洋参，气阴好。

党参平，脾肺妙。太子参，小儿疗。

黄芪补，表虚疗。白术健，脾胃妙。

山药益，脾肾好。白扁豆，健脾疗。

甘草和，诸药调。大枣甜，补中疗。

蜂蜜润，肺肠妙。补阳药，肾阳调。

鹿茸珍，精血疗。紫河车，气血好。

淫羊藿，阳痿疗。巴戟天，肾阳疗。

仙茅温，寒湿疗。杜仲强，腰膝妙。

续断补，筋骨折。肉苁蓉，肠燥疗。

锁阳温，肾阳好。补骨脂，脾肾疗。

益智仁，脾肾妙。菟丝子，肝肾调。

沙苑子，肝肾妙。蛤蚧补，肺肾疗。

核桃仁，肺肾妙。虫草佳，肺肾疗。

胡芦巴，寒湿疗。韭菜子，肾阳调。

阳起石，阳痿疗。海狗肾，肾阳疗。

海马补，肾阳妙。补阴药，阴液调。

沙参润，肺胃妙。麦冬滋，心肺好。

天冬清，虚热疗。玉竹柔，肺胃妙。

百合润，心肺疗。黄精滋，肺脾妙。

枸杞子，肝肾好。墨旱莲，肝肾疗。

女贞子，肝肾妙。桑椹润，肝肾妙。

黑芝麻，肝肾调。龟甲胶，滋阴妙。

鳖甲硬，软坚疗。收涩药，滑脱疗。

麻黄根，汗出少。浮小麦，自汗疗。

五味子，肺肾妙。乌梅酸，蛔厥疗。

五倍子，敛肺疗。罂粟壳，久咳疗。

诃子涩，久泻疗。石榴皮，久泻疗。

肉豆蔻，止泻妙。赤石脂，久泻疗。

禹余粮，滑脱疗。山茱萸，肝肾妙。

覆盆子，固精疗。桑螵蛸，遗精疗。

金樱子，固精妙。海螵蛸，止血疗。

莲子心，止泻疗。鸡头米，脾肾妙。

刺猬皮，便血疗。椿皮苦，久泻疗。

涌吐药，毒物跑。瓜蒂苦，痰食疗。

雄黄毒，蛇虫疗。硫黄温，疥癣疗。

白矾收，湿疮妙。蛇床子，止痒疗。

蟾酥毒，解毒妙。樟脑凉，止痒疗。

木鳖子，消肿疗。土荆皮，癣疾疗。

蜂房毒，风痒疗。大蒜辛，解毒妙。

升药毒，脓腐疗。轻粉毒，疥癣疗。

砒石毒，腐肉疗。铅丹毒，疮疡疗。

炉甘石，目疾疗。硼砂凉，咽喉疗。

中药经，智慧凝。勤研习，保康宁。

传承路，永不停，护健康，惠生灵。

# 索 引

（按汉语拼音顺序排序）

316
◎
中药功效主治
速查速记

中药功效主治

速查速记

中药功效主治
速查速记

索引 ◎ 321

# 读书笔记